JN219487

きみは、いのちをつなぐさ

特定非営利活動法人

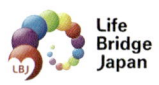
Life
Bridge
Japan

編

はる書房

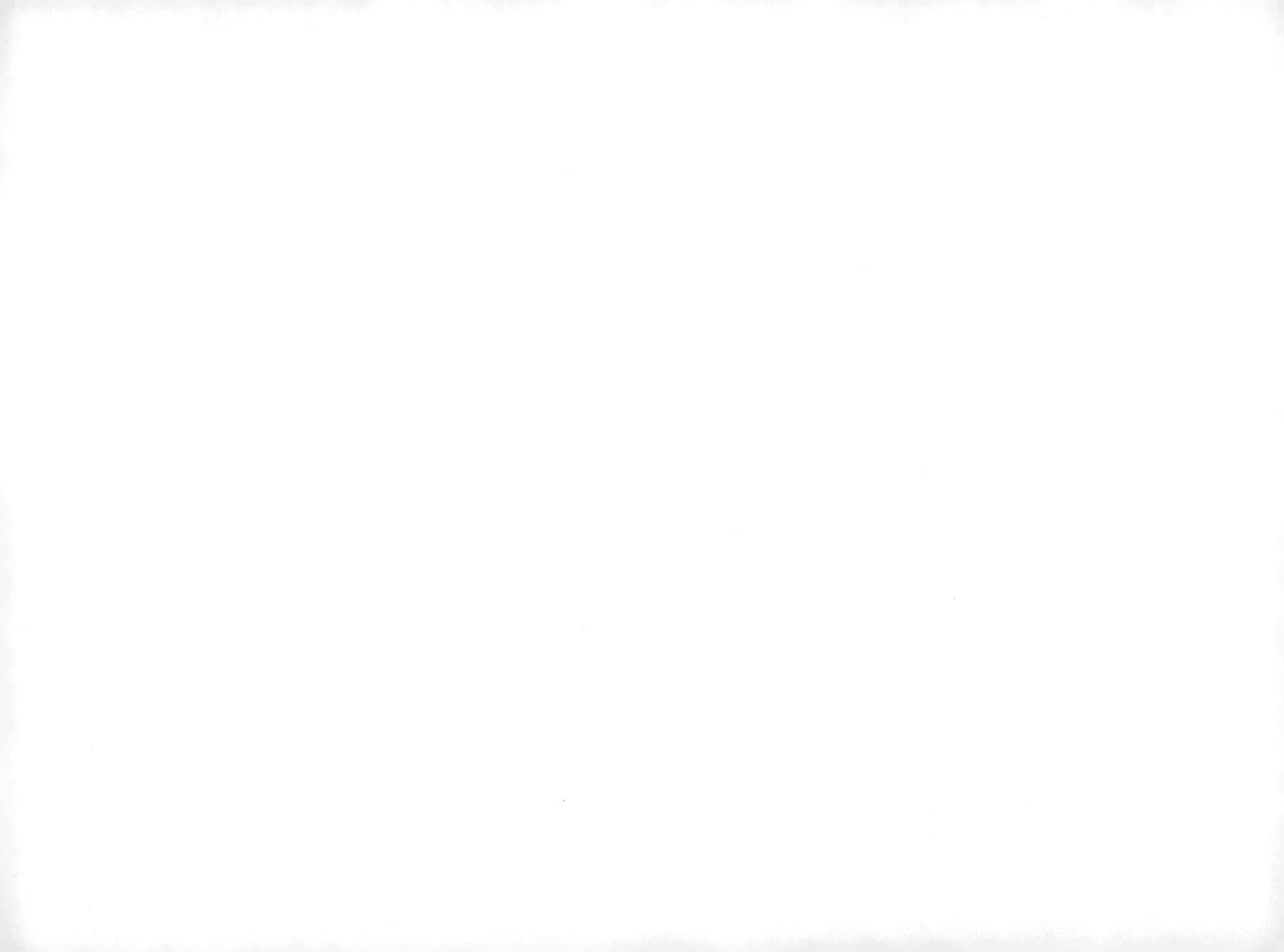

きみはいのちをつなぐ

小原世佑

きみはいのちをつなぐさ
どうぶつも
とりも
しょくぶつも
虫も
みんないのちをつなぐさ
ぼくも
わたしも
いのちをつなぐさ

みんな
ららら

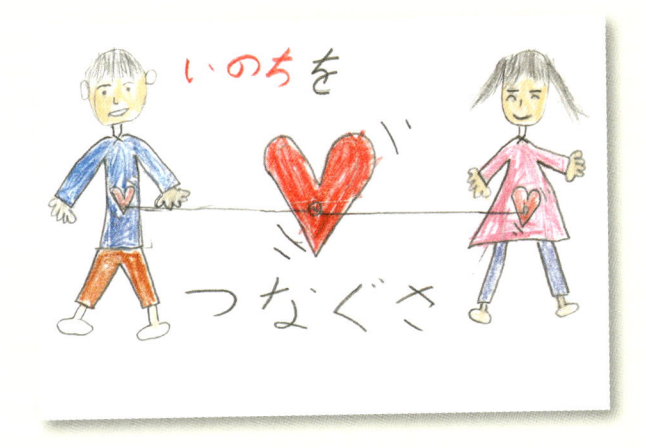

小原世佑くん……小学生。Life Bridge Japan「想いをつなぐアート展」に２年連続で作品出展。大人たちの移植医療の普及活動を間近で見てきて、子どもの目線で、いのちの大切さについての想いを、詩と絵で表現してくれました。彼の詩の最初の1行は本書の題名となり、物語はここから始まります……。

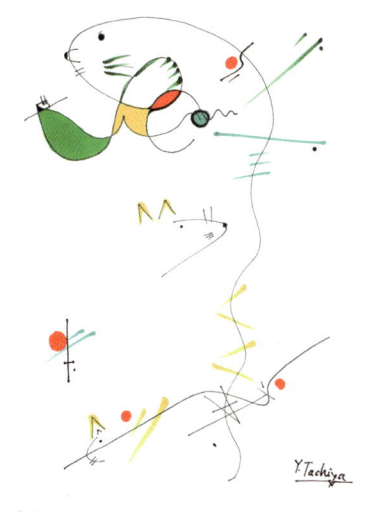

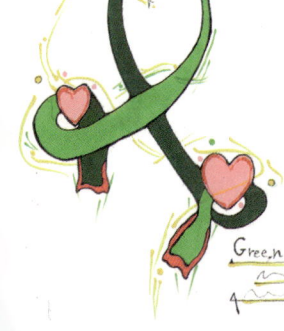

Green

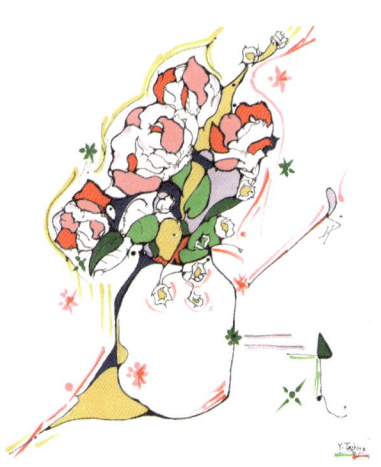

VI　いま何を想う……………… 205

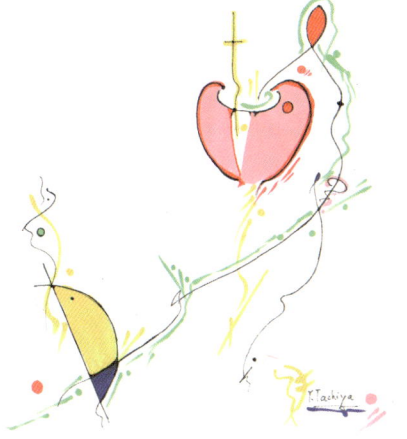

I 大きな光に導かれ

七つの宝石箱

浅見美和

「お姉ちゃん、この間の洋服また貸して」
「別にいいけど、汚さないでね」
「大丈夫！　大丈夫！」
　こんななんでもない日常がずっと続くと思っていました。

　それから間もなく妹の理恵が車の事故に遭い、脳死になってしまうなんて家族の誰も考えたことなかった。あんなに明るくてオシャレが大好きで、旅行も好き。友達もたくさんいて、24時間では足りないくらい生き生きと楽しく生きていたのに……。

　そんな時に理恵の財布からドナーカード（臓器提供意思表示カード）を見つけた！
「あっ、理恵、ちゃんと書いて持っていたんだ」。私が会社でもらってきていたカード。いつかの理恵のことばを突然思い出す。
「わたし思ったんだけど、おばあちゃんが亡くなった時、人って死んじゃうと灰になってしまうなんて淋しいなぁって。わたしは子どももいないし、何かこの世に残せることはないのかなぁ。人は子どもを残せなくても仕事とか、考え方とか残せるものはあるけどね。
　そういえば、この間テレビを見てたら臓器移

植という方法で、病気の人を元気にしてあげられて"いのち"をつなげられるみたいだね。こんな素晴らしいことってないじゃない！　第二の人生を生き直せるなんて。もし私が先に死んでしまうことがあったら、お姉ちゃんよろしくね」と。

　私はカードを見つけた時、これは理恵からのメッセージなんだと強く心に想った。すぐに両親に話をしたら、母は「理恵の意思なら……」と理解してくれたが、父はそうはいかなかった。でも、理恵の遺言なんだからと時間をかけて説得して、父も了承してくれた。

　そうして理恵はドナーになった。

　心臓、肺、肝臓、腎臓と7人の人たちに届けることができた。

　手術が終わり、父が言った。

「理恵の臓器はまるで宝石だな。今、理恵は自分という宝石箱を開けてみんなにプレゼントしたんだな。そしてみんなの身体の中で、キラキラ輝き続けるんだ！」と。

　それからしばらくすると、レシピエント（臓器提供を受けた側）の方から手紙や絵が送られてくるようになり、みんなの中で理恵が生きて

浅見美和さん……妹さんが交通事故で亡くなり臓器提供。その経験を各地で講演し、本を出版したりしています。『いまも、ここにいる―ひとつの命と七つの宝石の物語―』（学習研究社、2006 年）は心うたれる名著。Life Bridge Japan の「いのちの架け橋チャリティーフォーラム」で、ドナーファミリーの想いと臓器提供の実際について講演いただき、参加者から大きな反響がありました。この講演が縁となり、旭川医科大学での講演や第 53 回日本移植学会（旭川）市民公開講座「ツナガル教室in 旭川」で、高校生に向けた「いのちのバトン」にゲスト出演されるなど、活動の場を広げられています。

いると実感することができました。それは私たち家族にとって心の底からうれしいことでした。妹は、この世から居なくなってしまったけれど、いのちのバトンを渡すことができたのですから……。

　最後に私たち家族には夢があります。

　いつか、いつの日かレシピエントの方に会ってみたい。そしてハグしたいです。元気に楽しく生きてくれてありがとう、と伝えたいです。

　それが家族の願いです。そんな日がくるのを待ちわびています。

ドナーカードが運命を変えた

原澤美智子

　ある日、夫はコンビニでドナーカード（臓器提供意思表示カード）をもらい、全部に○を付けたカードを見せてくれました。私は「えっ、全部あげるの？」と聞きました。

　すると夫は「死んだ後なんだから、一つも全部も一緒だよ」と笑って答えました。私も「そうだよね。死んでからだからね」と話しました。

　その後の４年間、一度もそのことについての話をしたことはなく、ましてやカードがどこにあるのかも知りませんでした。

　しかし、その日は突然やってきました。

　夫は心筋梗塞により自宅で突然倒れ、１時間半の心肺蘇生後に心拍が再開しました。翌日、隣町の病院に転院しました。その病院で「こちらの中でお持ちのカードはありますか？」と聞かれ「このカードあります」と答えました。夫が持っている黄色のカードだということしか思い出せませんでした。

　治療が始まり病院でたくさんの病状説明を受けた後、「ご主人はドナーカードで臓器提供の意思表示をされています。移植コーディネーターの話を聞いてみませんか？」と言われました。

　臓器提供するということは、夫の死を認める

ことになります。入院して2日後のことでした。

　臓器提供といっても何の知識もなく、困りました。早速、当時高一の息子と中三の娘を呼び、話し合いました。子どもたちは臓器提供について学校で勉強もしており、少しは理解していたようでした。子どもたちの「もし使えるようだったら、使ってもらおう。使わないのはもったいないよ」ということばに、少し迷いのあった気持ちが決まりました。

　私も子どもたちも納得して、もちろん夫本人も意思表示していたのでよかったのですが、気がかりなのは夫の母でした。

　翌日、家族、兄姉、医療関係の方々と移植コーディネーターの方の話を聞きました。狭い会議室で約2時間の話を聞いた後、コーディネーターの方に「どうされますか？」の問いに一同沈黙でした。

　子どもたちは私に答えさせようとしていましたが、なかなか私からは言えないでいました。すると最初に口火を切ったのは母でした。「息子がお役に立てるのであれば、どうぞお使いください」と。

　子どもたちの「使えるものを使わないのはもったいない」、兄姉の「一緒にいる家族がよければ」──その言葉に後押しされ、最終的に家族の気持ちが一致し、提供の承諾をすることができました。

　ある日突然倒れ、意識を失った夫が持っていたドナーカード。そのカードをきっかけに、私たちは臓器提供という未知の世界に足を踏み入れていったのです。

　夫が倒れて、亡くなる可能性が高いという説明を受けたあとの悲しみ、絶望、不安の状況の

中で、この決断は大変なことでした。臓器提供すると決断したときには、他人のためとか誰かの役に立つということを考えている余裕などなく、ただ夫の身体の一部がどこかで生きていてくれたら、と現実の悲しみを乗り越えるのに精一杯でした。

倒れてから最初の病院で、やっとの心拍再開。その病院での治療の限界により別の病院へ転院。高度治療の甲斐もなく、「治療に身体が耐えられない。回復は残念ながら無理です」と告げられ、その後提供への承諾。臓器提供までの激動の日々。

初めての経験ばかりでしたが、移植コーディネーターの方の心遣い、病院のきめ細かい気遣いや対応で、気持ちが負担の少ない方向へ向かっていくのがわかりました。

臓器提供の承諾後、夫の身体の限界が近づいてきた頃には、先に進む道に光のようなものが見え、別れが近づく現実を穏やかな気持ちで少しずつ受け入れていく時間を過ごせました。

愛する家族が亡くなるという悲しみに変わりはありませんが、ただ悲しいだけでなく希望にも似た不思議な気持ちでその時を迎えました。もちろん、レシピエントの方は待ち望んでいる医療だと思いますが、私は臓器提供が家族を失い悲しみにくれている家族の心のケアになっていると思いました。

レシピエントの方からのサンクスレターをいただき、長い年月のつらさ、葛藤、大変さを初めて知ることができました。

「あきらめていた頃にまさか自分に……」

移植をしてもらったおかげで生活が一変し、今までできなかったことが普通にできる喜びを

かみしめ、毎日元気に過ごし、出かける時は「今日もよろしく！」と提供された臓器に声をかけているとのことでした。本当に良かった。いのちをつなぐという意味を改めて感じられました。

人生にはいろいろなことがあります。人と人とのつながり、そして偶然が重なり別の道にいくことも。

臓器提供を承諾した日は、私の誕生日でした。正直、「何でこの日なんだろう。誕生日をこんなつらい決断の日にさせるんだろう」と思いました。でも、違っていました。時が経つと、夫がドナーカードを持っていて、しっかり意思表示をしていてくれたことが、夫からの最後の贈り物だったと感じています。

これからは、臓器提供が珍しい行為でなく、また臓器を提供したい人の意思を無駄にすることなく、皆があたりまえに臓器提供のことを考えられるような環境になるといいと思います。

本当に家族のことを思うのであれば、その時の家族の負担を少しでも軽くしてあげるために、皆で話し合っておいてほしいです。いつ、誰が、どちらの立場になるかはわからないのですから。

黄色のドナーカードはただの黄色の紙切れではなかったのです。いろいろな想いがいっぱい詰まった夫からの最後のプレゼントでした。

原澤美智子さん……出会いは、脳死移植を推進する講演会でした。ある日突然、最愛のご主人が倒れ、脳死に。本当に突然の出来事だったそうです。大切な人を亡くし、臓器提供に至った経緯を振り返り、悲しみだけではない「今もどこかで生きている、提供できて良かったという思いが強いです」というご家族の想いは日本臓器移植ネットワークのホームページ、「提供ご家族のインタビュー」で公開されています。臓器提供は大切な人が誰かと共にいのちをつなぐ選択でもあるのです。

シャント星

岡本明子

シャンシャンシャン　シャンシャンシャン
音がする
鼓動(こどう)のリズムに　夜空に散らばる

シャンシャンシャン　シャンシャンシャン
生(せい)なる証(あかし)
傷を結べば夜空に輝く星座となる

シャンシャンシャン　シャンシャンシャン
未来への扉
生きる選択の痕達が流れ星となる

今のひとつを大切にこれからも

行きつく先に感謝が宿るまで。

生きる、そして伝える「ありがとう」といのちの大切さ

　小学3年生のときから血液透析をしていて、中学1年生で献腎移植を受けました。そして10年後に透析再導入し、今に至ります。

　移植後は、体の内面から力があふれ出て、走っても息切れしない、ご飯がおいしい、水ががぶがぶ飲める、そして何よりおしっこがしたくてトイレに行くという感覚がとてもうれしく、健康ってなんて素晴らしいんだろうって今でもはっきり覚えています。

　私は、幼い頃から病院にお世話になっていたので移植後に、私も人の役に立ちたいと看護師の資格をとりました。患者さんの立場になって看護することができる……これが私の強みだと思っています。

　透析再導入後は、透析室で看護師をしていましたが、体調を崩し現在は会社員をしています。今は福井の大自然に囲まれながら、詩を書いたり写真を撮ったり出版したりと創作活動をして過ごしています。

　Life Bridge Japan による「想いをつなぐアート展」にも、毎年作品を出品させていただきました。2012年に出版した絵本『もあのきもち』をぬり絵として展示したのですが、皆さんの個性的な仕上がりに驚かせられました。

会場に来てくださった多くの方に『もあのきもち』『ぞうの恩送り』を購入していただいてうれしく思いました。本当にありがとうございました。

　健康のありがたさ、いのちの大切さ、アート展を通して多くの人たちと分かり合えた気がします。これからも、Life Bridge Japan の活動と共にいのちの大切さを伝えることに携わり、私にできることをやっていきたいと思います。

岡本明子さん……現在、腎不全（じんふぜん）で週に3回、毎回5時間、血液透析をしながら、地元のテレビ局で働いています。絵本や詩集の作家活動も精力的に行なっています。詩集『ぞうに咲くひまわり』（文芸社、2002 年）をはじめに、これまでに2冊の詩集と1冊の絵本を出版されています。世間は時に、透析患者を差別視することもあったそうです。しかし、病気は自分の特徴であり個性と受け止め、自分らしさを大切にといつも心がけられています。

透析をするためには、手首（一般的には手首ですが、彼女は上腕にあります）の近くにある動脈と静脈の一部を寄せてつなぎ合わせるシャント手術をします。シャントをつくることによって血管が太くなって太い透析針を刺しやすくなり、また透析器へ向かう血液の流れが速くなり、効率的な透析ができるようになります。シャントは心臓の鼓動のように大きく拍動し、耳を近づけると血液が流れる音が聞こえます。「シャンシャンシャン」。シャントは、透析をしている人にとって、生きるための大切な命綱（いのちづな）なのです。日本国内で慢性腎不全を患い透析を受けている人は、30 万人を超えて年々増加しています。根治療法は、腎臓移植しかありません。献腎移植とは死後の臓器提供による腎臓移植です。

今を生きる

井上香月子

僕が生きる理由は……

夢と希望と勇気を持って　生きることを伝えるためかもしれない

夢と希望と勇気がなければ　今の僕はいない……

僕は　生まれた瞬間から病と共に生きていくことが決まっていた

それは今も　これからも変わることはない

治ることのない病との闘いに疲れ　絶望の淵に立ち

生きていく希望も失ったあの日……

やりたいことや　行きたい場所や　食べたい物をあきらめたあの日……

生きるための治療法がつらくて　父や母に伝えたことばは

「健康に生まれてこなくて　ごめんなさい」

何度も何度も繰り返した

「どうして僕だけ病気なの？」
　答えのない生きることの自問自答に苦しんだ日々

　だけど……
　だけど……あきらめたくなかった
　たとえ病気が治らなくても　今より身体が楽になる治療法はないのか……
　やりたいことにチャレンジする方法はないのか……

　僕にチャンスをください!!　心の中で叫んだ
　前に進みたい！と必死に考えた

　勇気を持ち　希望を捨てずに生きることで
　僕の人生を変える医師との出会いに恵まれたのだ!!
　その医師のことばに　僕は前に進む覚悟ができた

　その医師の　温かな労いのことばに心が穏やかになった
　腎臓移植という選択肢を見つけ

新しい人生のスタートラインに立つことができたのだ

元気になりたい！　その気持ちを決して忘れないで
希望と勇気を持って　これからも今を生きていこう
僕に奇跡が起きたように　病気と闘う人に奇跡が起きるように願う……

夢と希望と勇気を持って
僕は今を生きる

井上香月子さん……ハートワークス代表。2014 年、東京女子医大移植者の会「あけぼの会」の忘年会に参加した際、病院長から京都にも熱心に移植の啓発活動をしている人がいると紹介され、即京都へ会いに行き意気投合。2017 年、息子さんに腎臓を提供することに。息子さんは2度目の腎臓移植となりました。

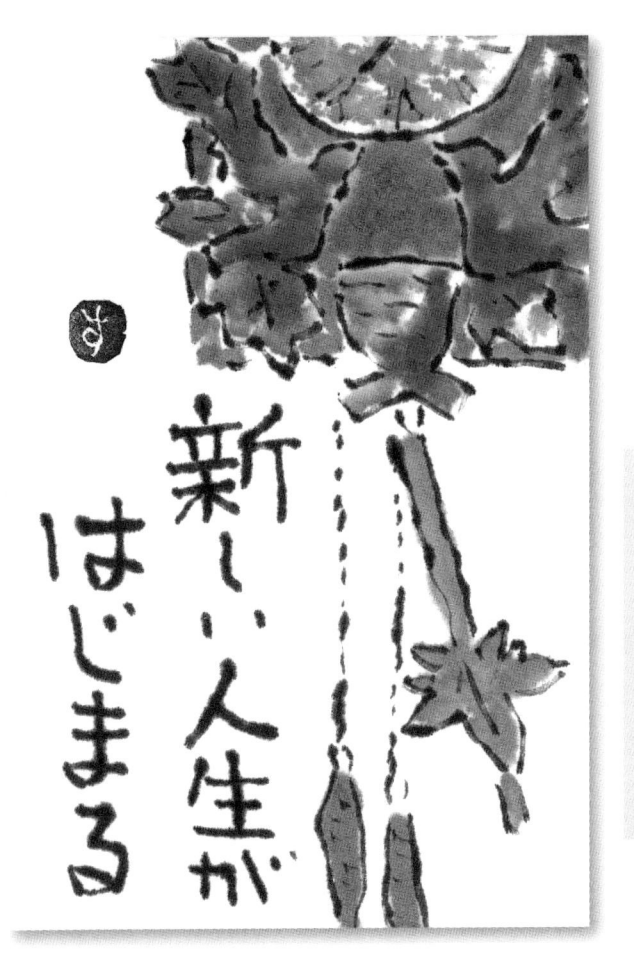

おちゃわんさん（絵手紙）
小さいころから友達から「おちゃわん」と呼ばれていたそうですが、「おちゃわん」というあだ名、とても気に入っています。「世の中いろいろな呼び名があると思うけど、きっと世界中で私だけよ」と。身近な人が肝臓移植を受けたことで、臓器移植で救えるいのちが増えるよう私たちの活動を支援くださっています。移植を待っている人たちに夢と希望を持ち続けてほしいと、絵手紙での応援エールです。杉並区を中心に、子どもから大人まで大勢の生徒さんに絵手紙の楽しさを伝えています。日本絵手紙協会公認講師。

もう一人の私

冨貫めぐみ

あなたは淋しさを感じる時がありますか？
悲しい時辛い時あなたはどうしますか？
例えばもう一人の自分がいたら……
客観的に自分を見られるし
もう一人の自分と友達になっちゃおう

いつもは一人なのに淋しい時や悲しい時にだけ一緒にいるの
だけどもう一人の私もどうすればいいのか分からずに
ただずっと考え込んでいるの
自分だけがこんな気持ちじゃないと思えば
気持ちが楽になるんじゃない？

みんな口に出さないだけで
それぞれ淋しさや悲しみや辛さを持っているはずだよ
そんな時、おなかに手を当ててごらんよ
もう一人の私が「がんばれ」って応援しているよ

         ＊   ＊   ＊

　私は肝臓移植を受けて平成30年11月で24年です。

　生きるって闘うことだと思うんです。いつも敵は自分なんです。弱い自分と向き合うのも、あきらめて受け入れるのも勇気がいることだから、いつも心のままに素直でいたいです。

　移植するまでの22年間、人との違いに悩み、たくさん悔しい涙を流したけれど、人として、女性として接してくれた病院の先生やナースのおかげで前を向けた。自分に自信が持てなく

冨貫めぐみさん……通称「めぐちゃん」。高校生の時にバイラー病（PFIC）という進行性家族性肝内胆汁うっ滞症（Progressive Familial Intrahepatic Cholestasis）と診断され、22歳の時にオーストラリアで肝臓移植を受けました。29歳から30歳になる時、自分に自信をつけてしっかりした30代にしたいと思い、マラソンにチャレンジ。その年に初めてできた「移植者の部」という枠に友達と参加し、見事1等となりました。表彰式で尊敬する高橋尚子さんからメダルを授与されたときに、「これからも走り続けてね」との言葉をかけられ、その言葉を胸に走り続けて今に至っています。東京マラソン2008では、移植者女子の部で6人中4位、1時間39分15秒のタイムで完走し、読売新聞社から「読売ＡＷＡＲＤ」として表彰され、有森裕子さんからメダルを授与される栄誉を得たことも。小さな体ですが何事も一生懸命頑張る強さと思いやりに溢れた大きなハートの持ち主です。

て、一歩を踏み出せずにいた私の背中を優しく押してくれた大人たちがそばにいてくれたおかげで、横道に反れずに生きてこられた……ありがとう。

これからは今までの感謝も込めて、与えてもらった愛情を与えられる女性になりたいです。

病気していてもできることはたくさんあるということを実現していきたい。そして幸せになりたい。私を愛してくれる人とささいなことでも笑い合える日々が私の夢です。

私の幸せがドナーに伝わり、ドナーファミリーへの恩返しになればと思っています。

大切な宝もの

加藤みゆき

　10歳の時、インフルエンザ罹患をきっかけにⅠ型糖尿病を発症しました。インスリンと共に生きる人生が始まりましたが、そんな私でも大人になり、結婚することができました。不妊治療も経験し、わが子を授かることもできました。

　妊娠中に合併症が現れ帝王切開。646ｇで生まれた息子は何度か死にかけましたが、現在21歳。医療系専門学校生になっています。

　血液透析導入後は足の感染性壊疽で歩けなくなったり、バネ指で手が動かなくなったり、手術や入退院を繰り返しました。目やシャントの手術も度々で、自分のことすら自分でできず、家族の助けなしには生きられません。家族の重荷としか思えなくなり、私さえいなくなれば、みんなが幸せになれるのでは……と考えるようになりました。治る希望もなく、逃れることもできずに鬱にもなりました。支える家族は本当に大変だったでしょう。

　いっそ離婚をと言い出した私に、夫は「あなたはそうは思わないかもしれないけれど、病気か病気じゃないかは本当に関係ないんだよ」と言ってくれました。ありがとう。また、まだ幼かった息子を置いて死ねないとの思いが当時の

私を支えていました。私の子になってくれて、私を親にしてくれてありがとう。

そして、歩けること、自分のことが自分でできること、そんな普通だと思っていた日常が、本当はどんなにありがたいことなのかを、それらができなくなって初めて知りました。

透析になったときに膵腎同時移植の登録をし、現在の主治医の先生と出会いました。初診の時にかけてくださったことばは、今でも忘れません。

「今まで大変でしたね。あなたのように（発病に関しては）何の責任もないのに大変な思いをした人には、是非移植で元気になってもらいたい」

初対面のドクターからの労いのことばに、思わず涙が出ました。患者の心に寄り添ってくれるこの先生にすべてをお任せしたい、たとえ何があっても悔いはないと思えた瞬間でした。

そうして闘病しながら待機をしておりましたが、見かねた母がドナーになると言ってくれたことがあります。ただ、膵臓は一つしかないので半分に切っての移植にはリスクがあり、両親や私も散々悩みましたが、生体間はあきらめて、亡くなった方からの提供を待つことにしました。

もしご縁がなく、このまま死んで行くとしても、それが運命だと自分に言い聞かせました。しかし、時には自分が助かりたいがために誰かの死を待ち望んでいるのかと葛藤し、自分のことが恐ろしく、悲しくなったりもしました。

時間と共に少しずつ絶望し、そのうちこのまま死ぬんだろうなと思いはじめた頃、早朝に電話が鳴りました。ドナーの方が現れ、私が一番目の候補だとの連絡でした。こうして私は移植

手術を受けることができました。

　移植後、みんなが「よかったね」と言ってくれました。

　確かに私にとってはよかったのでしょう。私は別人のように元気になれました。でも、どこかで誰かの大切な人が亡くなっていて、ご家族が悲しんでいる。よかったなんてとても言えない……。そんな私の心を救ってくれたのもまたドナーファミリーでした。

　ドナー慰霊祭でレシピエントを代表して感謝のスピーチをさせていただいた時のことです。会場の、複数のドナーファミリーの方々が私のもとに駆け寄ってくださいました。
「もらってくれてありがとう」
「あなたは本当に元気だね！」
「あなたが元気だとうれしいよ！」
「ずっと元気でいてね」

　大切なご家族を亡くされた方々からそんなことばをいただき、驚き、焦り、本当に恐縮しました。「とんでもない！　こちらのほうこそ助けていただき、ありがとうございます」そう返すのが精一杯でした。

　またある時、「みんなよかったねと言ってくれるけれど、どこかで誰かの大切な人が亡くなっていて、悲しんでいるご家族がいるのによくないですよね!?」

　とお坊さんに尋ねたことがありました。お坊さんは
「あなたが移植を待っていようがそうでなかろうが関係なく、その方は残念だがそこで亡くなるご縁だった。ご家族が『臓器だけでも生きていてほしい、誰かの役に立ってほしい』と願って提供されたのだから、あなたが受け取って元気になったことでその願いを叶えたんですよ。

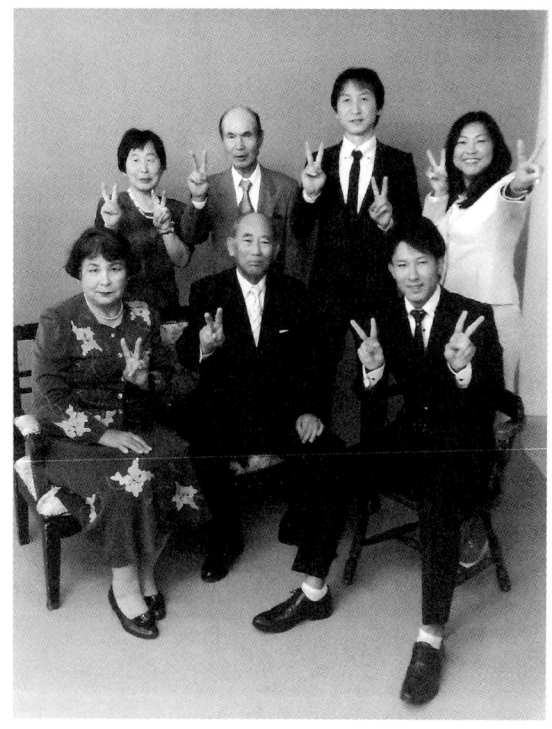

息子の成人を祝して

あなたが気に病むことは一つもない。ご家族もありがとうと言っていますよ」

　……そうか、ドナーの方は私のせいで亡くなったんじゃないんだ。

　それまで、私の今の幸せはドナーファミリーの悲しみの上にどっかりと乗っかっているように感じていました。自分だけ幸せになってもいいのか、そう感じていた申し訳なさが、少し軽くなるのを感じました。

　レシピエントの元気な姿によってドナーファミリーに喜んでいただけて、ほんの少しでもその心の癒しとなるとしたら、一番のご恩返しになると信じ、私は元気に楽しく精一杯生きなければと気持ちを新たにしました。今は「よかったね」と言われたら、「本当によかった！　ドナーの方とご家族のお陰さまです！」と素直に言えます。

私の宝もの、それは「人とのご縁」。身体だけでなく心まで救ってくださったドナーの方、ドナーファミリーの方々と、私を支え助けてくださるたくさんのご縁に、心より感謝しております。

加藤みゆきさん……日本未来移植プロジェクト理事。一宮市在住。10 歳の時に I 型糖尿病と診断。25 歳のときの妊娠とともに腎不全になり、30 歳後半に膵腎同時移植を受けました。病気の経緯や移植の様子について各地で講演。学校などで「いのちの授業」を行なっています。MediPress ホームページや、日本臓器移植ネットワークホームページ、「移植体験者のインタビュー」でも闘病の様子が公開されています。

その方は、名も知らぬ私に人生を贈り続けてくださっている

乾 麻理子

「今年は死ぬ年だな」その年が明けたとき、はっきりと思った。

生まれついての胆道閉鎖症。投薬を中心とした対処療法でどうにか過ごしてはきたが、そろそろ限界。担当医師からやんわりと余命宣告を受けても驚かないくらいに病状は悪化していた。道があるとすれば肝臓移植のみ。しかしながら、生体移植や渡航移植は諸事情から現実的ではなく、国内で脳死移植を受けられる可能性も限りなく低いものだった。

自分の人生には満足していたし、生きてきた三十余年を振り返って「手にしたもの」「手に入れられなかったもの」を考えれば、「なるほど、そういう運命だったのか」と腑に落ちる感覚があった。とはいえ、ミレニアムに沸き、新たな時代への期待感が高まっていた当時の明るい世相は、未来を描けない私の心をじわじわとえぐった。黄色く濁った白目や、身体の中から躊躇なく出ていく恐ろしい量の血液や……そんなものを目の当たりにするにつけ、「私には21世紀はない」という現実がひたひたと迫り、淋しさ、疎外感が募っていった。

ところが、あったのだ。信じられないほど素

晴らしい 21 世紀が。

　いのちの贈り物は、人生最後の桜の季節 (になるはずだった) が終わりを告げた頃に届けられた。とうの昔にあきらめていた国内脳死肝移植を受ける機会に運よく恵まれ、多くの方々のサポートのおかげであれよあれよという間に快復。室内を数歩歩くのにも難儀をしていたのが、仕事も、大好きなテニスも、元通りどころか前以上にできるようになり、私は 21 世紀を全速全開で生きられることになった。

　死ぬ年ではなく「生きる年」になったあれから、はや 20 年近い歳月を過ごした。時間が経つと共に健常な自分に慣れてしまったかというと、それはまったくない。ありふれた日常に対する愛しさは変わらず、ふと自然に笑みがこぼれてしまうこともしょっちゅう。新しく人に出会ったり、美しいことばに心ときめいたり、知らない土地を訪れたり、本を読んで感動したり、素敵な音楽を耳にしたり……そんなとき「本来なら、これは私の人生になかったものだった」としみじみ思うのが癖のようになっていて、その度にうれしさがこみ上げ、ドナー、ドナーファミリーへの感謝の気持ちがふくらんでゆく。

乾 麻理子さん……国内で脳死肝移植を受ける。フリーのコピーライター。美容・健康、化粧品、ファッションなど、女性の視点を活かせる分野を中心に、幅広い活動を展開中。著書に『着物のふるさと・染め織り巡り』（共著、グラフィック社、2010 年）。趣味はテニス。入院中にも病院の裏で壁打ちしたり、走ったりする姿をよく目にしました。移植後、日本で行なわれた世界移植者スポーツ大会テニスの部に出場し、海外選手を抑えて見事金メダルを獲得！　移植者を代表してマラソン大会にも数多く出場するなど、スポーツを通して移植医療の素晴らしさを発信している。Life Bridge Japan 前理事。

そして、贈り物は今も続いている。私が生きているかぎり続き、生きれば生きるほど豊かに実る、そんな奇跡の贈り物を、その方は、名も知らぬ私にくださったのだ。

　お礼をすることは叶わない。残念ながら、私自身は脳死ドナーにもなれない。けれども、日々をしっかり生き抜いて、誰かのためにできることを積み重ねていく。そうすることで尊い想いはつないでいけると思っている。

　私の中に在るその方とともに、一瞬一瞬を慈しみながら、力はほどよく抜きながら、これからも私らしく生きていく。

生きると決めた日

木内博文

平成になって2年目の1990年。世間は後にバブルと呼ばれる好景気に浮かれ、僕もその波に乗りたいと思っていた社会人1年生だった時に、その病気は僕を襲った。

はじめは風邪のようなことから始まった。毎日深夜まで働き、終電で帰る。そんなツケが回ってきたか、そう思っていたけど、それは僕の予想をはるかに上回る難敵だった。発作を起こし即日入院。医師からはすぐに会社を辞めて療養するように言われた。

特発性拡張型心筋症。原因がよく分かっておらず、今でも根本的な治療法は見つかってい

ない。心臓移植を除いては。

当時の日本には臓器移植法がなく、心臓移植は事実上禁止された状態だった。テレビや新聞では頻繁に脳死や臓器移植について特集を組み、そのほとんどはあまり肯定的ではなく、むしろ批判的ともいえる内容に思えた。

病名は告げられていたけれど、薬で治ると言われ頑張っていた。薬で治る人もいる。しかし治らない人も少なくない。医師も家族もいろいろ手を尽くしてくれた。心臓に良い食事と聞けばすぐにそれを用意してくれた。心臓に良いお守りがあれば手に入れてくれたし、霊験あらた

かな祈禱があると聞けば連れていってくれた。

だけど僕の病状は、そのような手段では治せないほど進んでいた。それでも僕は心臓移植という選択は決して望まないと決めていた。なぜならば世間がそれを許さないし、何よりドナーの死の上に自分の健康を取り戻す行為は受け入れられなかった。

家族の努力のおかげで闘病が2年を過ぎ、3年目を迎えられたとき、また発作を起こした。

入院した病室に面倒見の良いお爺さんがいた。その人は22歳とまだ若い僕のことをとても気遣ってくれた。その人も重い病気だった。日に日に弱っていく姿を見るのはつらかった。いつも明るく笑顔を絶やさなかったのに、あまりの痛みにことばを荒らげることもあった。

そして、天に召されてしまった。悲しかった。昨日までそこに居た人が今はもう居ない。

それまで自分のいのちについて考えることはなかった。いや、正確にいえば、考えることを避けてきた。怖かったから。でも同室になったお爺さんの死を受けて、逃げてはいけないと悟った。

寝られぬ日が続く。目をつむればそのまま明日の空を見ることはないのではないかと思うと、目をつむることさえ怖かった。

23歳の誕生日を翌週に控えたある日、余命宣告を受けた。

「このままでは1年は生きられない……心臓移植を受けないか」

余命宣告と同時に投げかけられた、そのことばがなかったら、いま僕はこの世にいない。しかし、そのことばは僕の心をかき乱した。死を覚悟することにだけ全精力を傾けてきたのに。波立つ僕の心を鎮めたのは、「ドナーの気持ち」

に気付いた時だった。

　僕は「ドナーは可哀想な人」だと決めつけていた。それは自分が避けたいと願っている死を経験してしまっているから。死んだ人は可哀想。それはつまり自分の境遇が可哀想だと思っているにほかならない。

　でも、ある人のことばで、ドナーとそのご家族の気持ちは決して後ろ向きなものではなく、むしろ前向きな気持ちで提供されていると知った。

　死はつらい。でもドナーは決して可哀想な存在ではない。むしろ自らの尊厳を保ち、人を救う、崇高な存在だと知った。

「死」というキーワードで自分とドナーの両者がつながった。

　もしかしたら僕もドナーとなれるのか？
　腎臓や角膜（かくまく）なら心臓の停止後も提供できると

言われた。

　ドナーになりたいか否か。

　答えはすぐに出た。

　ドナーになりたい！

　自分の身体を使い、どこかの誰かが病気の苦しみから解放されるなら、喜んでその手助けをしたい！　一緒にその人と歩むと想像すると、ドナーになることが楽しみにすら思えてきた。

　はたと気づく。

　もしかして僕は思い違いをしていたのではないか？　ドナーの悲しみの上に自分は健康を取り戻すと考えてきたけれど、本当は「ドナーと共に」健康を取り戻すのではないだろうか？新聞やテレビでは脳死した人の悲しみを取り上げていた。世間は僕が気付いたドナーの気持ちに気付いていないかもしれない。この勘違いを何とかして正さなければならない。

どうすればいい。

自分の身体をドナーとして捧げればよいか？

いや、それでは僕はことばを残せても、発信することができない。

……心臓移植を受けよう。

生きて、その喜びを語ることで、ドナーとなることの意味を伝えよう！

あの日から24年。その目標はいまだ道半ばだけど、僕は生きると決めたあの日の想いを一日たりとも忘れたことはない。

ドナーはいまこの瞬間も僕と共に歩んでくれています。

二人三脚。ゆっくりゆっくり一歩一歩。

感謝の気持ちは枯れることはない。むしろいまのほうが多くの感謝の気持ちを持てています。

いつかは僕も誰かから感謝される存在となれるその日まで、二人三脚。

木内博文さん……アメリカで心臓移植を受け、帰国直後に国際移植者組織トリオ・ジャパンの活動を通して知り合った旧友で同志。自身の心臓移植の体験や、日本の移植事情について各地で講演活動を行なっています。また、心臓病患者への移植相談、渡航移植のための募金活動支援なども行なっています。渡航に頼らず日本で移植ができる社会づくりのための大切なパートナー。

夢を見ることができる喜び

尾谷信幸

　僕は今、再び血液透析を受けています。長い間一緒に生きて、年を重ねてきた腎臓が僕の体の中で徐々に眠りにつこうとしています。透析になったからといっても、僕のいのちを支えてくれていることに変わりはありません。君の息苦しさは、僕の苦しさでもあります。

　いつまでも一緒に元気でいられると思っていましたが、静かに息づき眠りへと向かっている君を僕は静かに見守るしかありません。感謝を込めて、今までどうもありがとう。ゆっくり休んでこれからの僕を見守ってほしい。そして、もう一度君と一緒に新たな楽しい夢をたくさん見たいなあ。

　思えば献腎移植を受け、20年目を迎えることができました。

　血液透析を受けていた時は、病院に週3回5時間の拘束を強いられ、水分は1日500mLまでなど、きつい制限がたくさんありました。周りの友達や同僚が当たり前のように海外旅行に出かけたり、飲み会で楽しく飲んだり食べたり、友人たちの自由な生活との差に、まだ二十歳だった僕は落胆することも多く透析生活は大きな足枷でした。

不安や焦る気持ちに負けそうな時は、よく、透析を離脱した自分の姿を想像し（妄想かな）奇跡を信じて乗り切っていました。

　そんなある日、突然いのちの恩人との出会いが来ました。移植手術が終わり３日目には全身に力がみなぎってきて、生まれて初めて味わう感覚は今でも覚えています。それからはドナー（臓器提供者）の方の腎臓と二人三脚、憧れだった足枷のない生活は夢のようでした。

　腎臓と一緒に何万キロと旅行をし、グルメレポーターに負けないくらいおいしい料理をいっぱい食べて、恋愛も思い切り楽しみ青春を謳歌。それまで見えなかった世界を二人でたくさん胸に刻みながら人生の半分を過ごし、若者だった僕も立派な中年になれました。今も週４日、家業の樹脂加工に勤しみ、石油パイプライン、スプリンクラー、家庭のシャワーなどのつなぎ目に使うガスケットリングを元気につくっています。

　移植を機に旅行が大好きになり、最近は小型船舶操縦士一級ライセンス（20トン未満の船を制限なしに航行可能）取得に向け勉強中なんです。“まぐれ合格”できたらレンタルクルーザーで奄美や石垣まで海の旅を楽しめたらな、なんて夢を見てます。こんな夢を見ることができるのも、献腎移植を受けられたからですね。

　人生の半分以上も血液透析から離脱でき、嘘のように元気になって何でもできた喜びは、計り知れません。1994年７月25日名前も知らない方から、百八十度違う人生を与えていただいたこと、夢にみた日々は毎日が幸せでした。

　今、透析治療を笑顔で受けられるのは、夢のような経験があるからです。

ドナーの方とそのご家族の愛が、僕に計り知れない希望と勇気を授けてくださいました。移植医療は、医療の枠を越えた、人の愛が奇跡を起こす神秘的な部分があると思います。

　レシピエント（移植者）として、今までドナーのご家族に対してなかなか伝えきれなかった感謝の気持ちや、移植して歩みだした新しい人生の報告などをこれからインターネットや動画配信サイトを通じて伝えていきたいと思っています。全国のドナー家族の方々に「決断してよかった」と少しでも思っていただけるよう、レシピエントとドナー家族とが両思いになれるようなシステムを構築していけたらなと思います。実現できたら素晴らしいですね。

尾谷信幸さん……献腎移植後は経過も良く、好きな旅行を楽しみ、長年お付き合いしてきた彼女との結婚も果たし、幸せ一杯の新婚生活がスタート。腎臓病教室などで、献腎移植の体験について講演し、ドナーへの感謝と、移植医療の普及啓発活動にも意欲的に取り組んでいました。ところが結婚1年目を迎え、移植腎機能が低下し血液透析再導入。続いて脳出血と、体調不良に。腎臓移植後は水を自由に飲めたことが何よりの喜びで、毎日8Lもの水を飲んでいたとか。体調を整えて再び移植に挑戦する想いを皆で応援したい！

笑いに救われたいのち〜爆笑問題・太田光との夜〜

萩原正人

　私は元お笑い芸人だ。

　19歳から20年もの間、売れもしないのに芸人を続けた。コンビを解散してからは、細々としたライター仕事と、アルバイトで食いつないでいる。この5月で51歳になった。

　芸人だったことを後悔することもある。高校卒業後、栃木の実家に残って、アマチュア劇団でもやっていたほうが、幸せだったんじゃないかと。

　ただ、この想像を巡らせるとき、いつも私はハッとする。お笑い芸人をしていなければ、私は今、生きていない。

　20代前半、生活力もないのに結婚をした。その翌年、息子が生まれた。芸人には一発逆転がある。その日を信じて生きていた。

　しかし人生は厳しい。

　ある日、どん底に突き落とされた。

　私には持病があった。B型肝炎だ。さほど心配のいらない成人後の感染だと思っていた。違った。母子感染が原因だった。日頃の不摂生（ふせっせい）がたたって、慢性肝炎から肝硬変（かんこうへん）になっていた。32歳のときである。

　「10年は生きられますよね」と、気軽に聞いた。

　医師は気まずそうに答えた、

「あなたは爆弾を抱えています。食道の静 脈 瘤です。これが破裂すれば生死に関わります。それは明日かもしれません」

実際には1年後だった。

私を看取るため、家族や友人がベッドを取り囲んだ。生死をさまよって、意識を取り戻すと、チューブでがんじがらめにされていた。

息子の小学校の入学式を1週間後に控えていた。貧乏一家にとっては、めったにない晴れの舞台だ。ランドセルも準備した。どれほどこの日を待ち望んだだろう。風呂なしの六畳一間のぼろアパートで、息子の部屋は押し入れだった。それでも健気で明るい息子の存在だけが、萩原家にとっての慰めだった。

当然、出席はできないものとあきらめていたのに、驚くことに医師から外出の許可が出た。

「残念ながら萩原さんは卒業式を見ることはできません。せめて入学式だけでも目に焼き付けてください」

入学式、息子の満面の笑みを見て、死とは何かを悟った。たった6年しか一緒に居られなかったと、悔しくて、悔しくて涙が止まらなかった。

肝硬変の末期には治療の術がない。

「助けて！」と、医師にすがっても、どうすることもできない。「死にたくない」と、泣き言を言ったところで、家族の悲しみは増すばかりだ。

爆笑問題とは同期で、古くからの芸人仲間だった。ある日、見舞いにきてくれた太田光さんがこんなことを言い出した。

「肝臓移植をすれば助かるんじゃないか」

しかしこの時期、日本では臓器移植法（1997年施行）ができたばかり。到底、現実的な話ではない。

「違う、アメリカで移植をするんだ」

太田さんの目は真剣だった。移植費用には５千万程度かかるという。来月の家賃に困っているというのに……。

私の知らないところで、移植ボランティアへ連絡をとり、太田さんは海外渡航移植の可能性を探ってくれていた。そして移植費用については、公開募金という方法もあるらしい。

しかし私は躊躇した。

どこからかお金を借りたとして、手術に失敗したらどうする。残された家族に、これ以上苦労はさせられない。公開募金といっても、これまで好きなことをやってきて、お金がありませんから募金をしてくださいなんて、あまりにも虫がよすぎる。とにかくもうこれ以上、誰にも迷惑をかけたくない。あとは静かに死んでいきたい。ただ、ただ、それだけを願った。

太田さんにもそう伝えた。すると厳しい口調でなじられた。

「お前が死ぬのは勝手だよ！　お前は、誰にも迷惑をかけずに死んでいきたいって言うけど。こっちはそれが迷惑なんだよ！　残された者の気持ちを考えろよ。何もしてあげられなかったって、後悔するのはこっちだろ！」

太田さんのこの一言で、私は今も生きている。

私がお笑い芸人になったのは、この日のためだったのかもしれない。

そして、この話には壮絶な後日談がある。

アメリカでは移植待機中に腎不全を併発し、肝臓腎臓の同時移植になった。帰国後、息子の小学卒業を機に離婚をした。シングルファーザーで息子を育てた。コンビを解散して芸人を辞めた。帰国から10年後、移植した腎臓が腎不全になって血液透析を導入した。

「お前ほど不幸な奴を見たことがない」

これが私に対する太田さんの口癖だ。

しかし、"お笑いの神様"はまだまだ出会いを用意していた。

芸人時代のファンと、偶然再会してお付き合いすることになり、再婚をした。そして、彼女から腎臓の提供を受けて再移植をしたのだ。

この披露宴のスピーチで太田さんが困った顔をしていた。

「もしかしたらコイツほど幸せな奴はいないのかもしれない」

萩原正人さん……お笑い芸人「キリングセンス」で活躍の最中に肝硬変を患い、1999年に肝臓移植のため渡米。翌年ベイラー大学メディカルセンターで肝腎同時移植を受ける。当時の様子が、日本臓器移植ネットワークホームページの『デジタルTransplant vol.18』、「キリングセンス萩原正人のベンツで行こう!!」で紹介。著書に『僕は、これほどまで生きたかった。』（扶桑社、2001年）がある。株式会社タイタン所属。

トンネルの外は幸せ

安田あさ子

私は、人生なかばにして、出口のない、
長い長い、トンネルに迷い込んでしまいました。
暗やみをさまよい、
夢をすて、
希望をもすてて、
小さく、うずくまっていました。

ふと空を見あげ、針の穴ほどの強い光を見つけました。
その小さな光が、私に、魔法の力を与えてくれました。
魔法の力は、風となって、私をぐんぐん引きよせてしまい、
まぶしいばかりの輝きで、この両手をいっぱいにしてくれました。

長い７年間のトンネルを、たった今、抜け出せました。

私は、すべてが新鮮に感じられて、生まれ変わった。

夫がいて、私があって、二人の分身もいる、

へいへいぼんぼんとした暮らしだが、

なににも、かえがたい、幸福にちがいない、

この手の中から幸せがこぼれるばかりです。

　——夫の術後、４年目を迎えた妻の心情

安田あさ子さん……アメリカで心臓移植を受けた夫・義守さんを支え、渡航移植の体験を生かし、後に続く心臓移植者の方々の相談役として多くの若者の心の拠り所として慕われています。今回紹介したのは、渡米移植後の心情を綴った手紙文です。娘二人を嫁がせた現在は、農園での野菜づくりの楽しさに魅せられています。

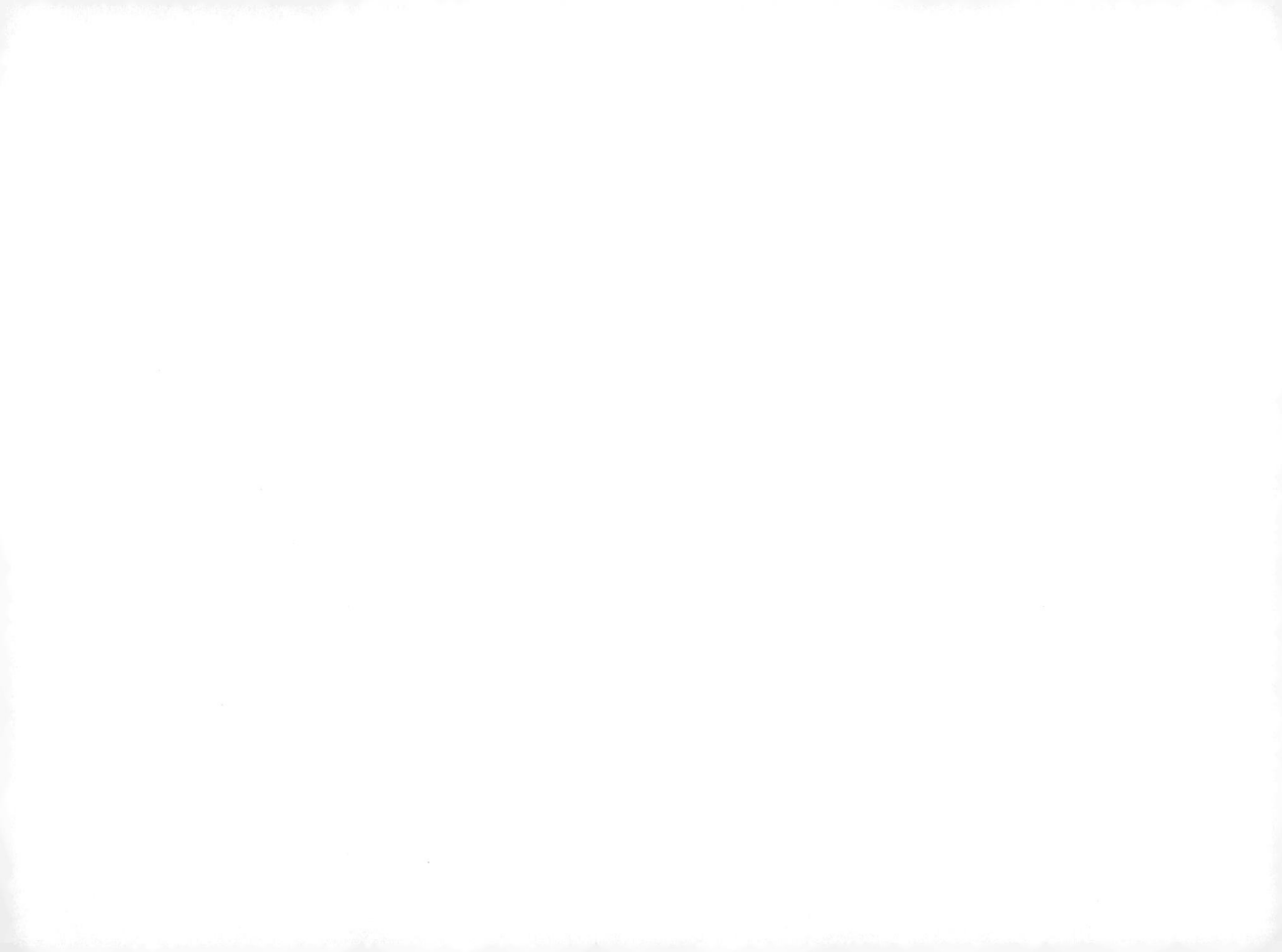

II 生かされて生きる感動

共に生きる〜最高のQOL〜

伊藤邦夫・悦子

2017年8月15日、邦夫と悦子は、スイスのサンモリッツにいた。早いもので腎臓移植手術をして12年、今回が14回目の海外旅行になる。まさに「おかげさまで」。二人ともそれなりに歳を重ねてきたが、大きな病気もせず、何とか毎年「おかわりなく」、健康に過ごして来られた。つくづくありがたいと思う。移植の時以来お世話になってきたみなさんに、心から感謝である。

サンモリッツは国際的なスキーリゾートとして知られ、冬季オリンピックも2回開催されている。夏は夏で、スイスでも一、二の高級リゾート地となる。豊かな自然と山と湖に囲まれ、ロープウエイ、ケーブルカーで2,000〜3,000メートル級の展望台に登れば、ベルニナアルプスのワイドなパノラマが満喫できる。まさに別天地である。

サンモリッツには5泊した。泊ったのは五つ星の老舗ホテル。さすがに至れり尽くせり、快適に過ごすことができてハッピーだった。4日目にスイス三大鉄道の一つ、世界遺産「ベルニナ鉄道乗車の旅」が企画され、真っ先に申し込んだ。サンモリッツとイタリアのティラーノを結ぶパノラマ列車。沿線に広がる大迫力のアル

プスと三大氷河が間近に見られ、有名なブルージオのループ橋の写真も撮ることができた。片道２時間半、往復５時間、たっぷり車窓のアルプスの絶景を楽しんだ。

「海外旅行、どこが一番良かったですか？」と聞かれることがある。「みんな良いけど……」。さすが旅行社、観光（勧奨）のツボは外さない。一度だけ、「花のオランダとベルギーの旅──絶景の花畑をめぐる」に参加した時、まれに見る歴史的な寒さで、チューリップがまったく咲いていないことがあって驚いた。おまけに風車を観に行ったときには横殴りの暴風雨。チューリップなし、風車ダメ、踏んだり蹴ったりだったが、今となってみると「あの時はひどかったね」が不思議なことに良い思い出になっている。旅に損なし！である。

「悦子はどこが良かった？」「あなたは？」。「ウイーン……ハルシュタットも」と邦夫。「わたしはウイーン」と悦子。

2007年、2014年（２回）、2015年、ウイーンには４回行っている。二人が共にウイーンに魅惑されたのは、2014年の「ウイーン長期滞在の旅」。４月はイースター・マーケット、11月はクリスマス・マーケットの時期に重なり、観光のタイミングとしても良かった。しかし、何と言ってもメインは“音楽”である。

悦子は、モーツァルトのファンで日本モーツァルト協会の会員。毎月のコンサートの例会は欠かしたことがない。クラシックファンの悦子にはウイーンはまさに「音楽の聖地」である。

４月には12泊のうち、コンサート４回（マタイ受難曲、ウイーン少年合唱団など）、オペ

ラ2回（メリーウイドウ、リゴレット）、11月には10泊のうち、コンサート2回（ウイーンフィル）、オペラ3回（こうもり、ばらの騎士、フィガロの結婚）を観た。滞在の半分、2日に1回は楽友協会やオペラ座に通い、音楽三昧（ざんまい）の夜を過ごしたことになる。

　難点なのはオペラなどドイツ語で言葉が分からないことだが、事前に話の筋をしっかり読んでおき、役者の身のこなし、身振り手振り、歌唱力、観衆の反応などで大筋は理解できる。本場のオペラは日本に来てもかなり高く、入場券もなかなか手に入らない。さすがに現地で見るオペラは見応えがあり、感動の連続。二人とも「もう一度行くなら……やはりウイーン！」と感じている。

　ＱＯＬとは「生活の質」のことを言うらしい。

ある人がどれだけ人間らしい生活を送り、人生に幸福を見出しているか。身心の健康、良好な人間関係、やりがいのある仕事、快適な住環境、十分な教育、レクリエーション活動……など。海外旅行14回は、移植後のＱＯＬとしては結構高いほうかもしれない。

　夫婦間の生体腎移植は、人生（いのち）を共有することである。いのちあるかぎり、お互いを大事にカバーし合いながら一緒に生きていく。「二人で生きて来て良かったね」、夫婦一如（いちにょ）こそ最高のＱＯＬであろう。

　2018年、Life Bridge Japan は設立5周年を迎える。「おかげさまで」邦夫と悦子は移植14年目を迎える。これからも「おかわりなく」、健康な人生を積み重ね、ＱＯＬを高めていきたいものである。

「心に残る感動の——ザルツブルグ・ウイーン名門ホテルと音楽三昧の旅」、旅行社から早速のお誘いが来ている。

ウイーンと音楽のお誘い、さあどうする？悦子さん、邦夫さん……!?

伊藤邦夫さん、悦子さん……奥様・悦子さんが 67 歳の時に、夫婦間で生体腎移植を行ないました。これからさらに歳を重ねていく中で、夫婦仲よく旅行に行き、好きなものを食べ、余生を楽しみたいという夢を実現するためでした。移植者は、拒絶反応から移植臓器を守るために免疫抑制剤（めんえきよくせいざい）という薬を生涯服用する必要があります。海外旅行は、訪れる国によっては大きな時差がありますが、薬の服用時間の微調整を行なうことで健常者と同様に長期間の旅行も可能になります。毎年、夫婦で海外旅行に度々出かけては楽しい時間を過ごされています。

お菓子の力

原 由香梨

お菓子でも料理でも、「おいしい」と言ってくれる人がいると、素直にうれしくなります。バレンタインデーやホワイトデー、誰かの誕生日などのイベントで友人知人に会える時、私はお菓子をつくってプレゼントします。渡すお菓子は、マドレーヌやパウンドケーキのような気温に左右されにくい焼き菓子が多いです。相手が喜んでくれるだろうと思いながらつくる時間は、たとえ相手が誰であってもワクワクするものです。

私が初めてつくったお菓子は、溶かしたチョコレートに、お砂糖の入ったコーンフレークを混ぜて冷やし固めたコーンフレークバーでした。きっかけは、当時通っていた塾で仲良くしていた女の子たちと、「バレンタインデーに男子たちへそれぞれがお菓子をつくってプレゼントしよう！」という話になったことでした。「バレンタインデーにはチョコをプレゼントする」というイメージが頭の中にあり、チョコレートのお菓子をつくることは決まっていたのですが、チョコレートを溶かして固めただけ"ではないもの"をつくりたいなと思いながら、レシピ本を見ていたところコーンフレークバーが目に留まり、つくることにしました。

チョコをあげた男子から返ってきた感想は「濃かった」でした。この感想には驚きましたが、「まずかった」と言われなくてよかったとほっとしたことを覚えています。初めてお菓子をつくって以来、あげた時の喜んでくれる顔が見たくて、バレンタインデーにお菓子をつくって友人たちに配ることを毎年続けていました。劇症肝炎になるまでは……。

劇症肝炎になったのは2005年10月下旬のことでした。急性肝炎の治療のため入院している間に劇症肝炎になり、肝性脳症を起こして意識を失いました。意識を失くしている間に血漿交換が始まり、何回目かの時に意識を取り戻しました。そして、自分に何が起こっているのか分からないまま、生体肝移植を受ける話が進んでいることを知りました。

先生のことばをできるだけ理解しようと試み

ながら聞き、手術を承諾しました。同年11月上旬に転院し、手術を受けました。手術後1カ月半で退院し、年末年始は家で過ごすことができました。

退院後初めて迎えたバレンタインデーは、気づいた時には過ぎていて何もつくらずに終わりました。その翌年は、前年の夏に判明した再生不良性貧血の治療で入院していたため、またしてもバレンタインデーには何もつくれませんでした。何もする気が起きないとよく言いますが、その通りでした。

体調が落ち着いてきて、周りに目を向ける意欲が沸いてきた頃、腰椎椎間板ヘルニアを発症しました。ヘルニアを患ってからは、人に会うことが極端に減り、お菓子作りもそれに比例して減っていきました。しかし、年に一度は妹たちのお菓子作りを手伝ったり、自分が食べたい

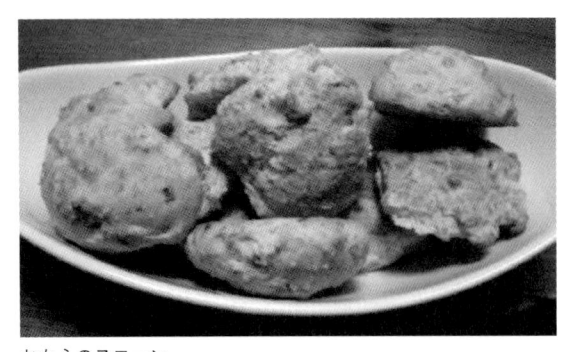

おからのスコーン。
おいしそうに焼きあがったので思わず撮りました

と思ったお菓子をつくったりしていました。いつ襲ってくるかわからない神経痛に怯えながらではありましたが、他の趣味もままならない状況で、唯一残された趣味のお菓子作りだけはやめませんでした。

　ヘルニアを患って5年が経った頃です。痛み止め薬が効きにくいなと感じ始めていた矢先に、動けなくなるほどの痛みに襲われました。通っていたクリニックで最大限の処置をしていただき、最終的に手術を受けることになりました。手術を受けたおかげで、肝臓移植を受けてからの人生の中で最高と言っても過言ではないほど好調な日々を送ることができました。

　作る時間を気にせず、お菓子を食べたくなった時につくることにして、手持ちのレパートリーを増やすようになりました。調子のよい身体を取り戻したことで、人に会いたくなり、会う機会があるとできるかぎりお菓子をつくって持っていく、そこまで心が回復しました。

　肝臓移植をしてから12年が経ちました。この間、劇症肝炎を含めると三つの病気に罹ってきました。どの病気も過酷なものでした。正直、病気の症状や治療がつらすぎてこの運命を私に授けた神様を恨んだこともありました。

しかし今こうして好きなお菓子をつくり、時には誰かにプレゼントできるのは、これまで支えてくださった方々がいたからだと、文章を書きながら感じています。つらく苦しいことも多いけれど、それと同じくらい楽しくてうれしいこともあるので、生きがいを忘れず、感謝を忘れず、一日一日を過ごしていきたいです。

原　由香梨さん……肝臓移植をした時は19歳。吹奏楽部で打楽器の魅力にひかれ練習に打ち込んでいたある日、突然劇症肝炎という病のため、通学を断念せざるをえませんでした。父親からの生体肝移植を受けた後も、様々な重い合併症（がっぺいしょう）を乗り越えてきました。どんな時もゆっくりノッシノッシと前に進む人。時に重い足を前に進めさせたのは、家族、友達、音楽、そしてお菓子の力……。Life Bridge Japan 理事、Facebook 担当。

16歳からの私

乙部智子

　初めて移植してから21年（途中血液透析再導入9カ月）。

　もっと前の16歳。

　高2の健診の結果で近所の病院へ。そして大学病院へ。血圧200超え。すぐ入院し塩気のないまず〜い食事とカロリーを上げるための甘〜いお菓子ゼリー（以来ゼリーは大嫌いだっ!!）。

　当時（39年前）は誰も何も説明してくれず、腕に駆血帯されて血管に沿ってマジックで何か書く、シャントつくるためだったのね。シャントがつくられて何が何だか分からないけど、なんとなく一生続くのかなと思ったものです。学校の授業が終わり制服のまま病院へ行き（かわいかったんだよ、私）、夜間透析。家から学校、学校から透析、そして家、そんな毎日。あのとき君は若かった（笑）。今でも看護師さんと映画や食事に行ってます。あのときあーだった、こうだったと笑い、二人ともおばちゃんじゃ〜。

　卒業してアルバイトして就職、やっと移植。手術が終わっても両親以外とは会えず、個室でひとり頑張って水分を摂って退院かぁと思ったら次の週、熱があるから入院って。サイトメガロだって（T-T）。それから1、2年、外来行くたび入院してた気がする。先生が「何のために

移植したの？」って。毎回どきどきしている、今もなお。

　それで母と初めての海外旅行へいざ出陣。9.11の少しあと。セキュリティはめっちゃ厳しかったなぁ。とりあえず海へ。でも何か変!!日本と違い、海臭くない磯の香りがしない初めての経験。ところ変われば海変わる。（笑）

　パールハーバーは見学できなかったけど、ヘリコプターで見た夜の街並みはとてもキレイだった。海外旅行なんてできないと思ってたから、遊んだ。楽しい楽しい旅行、海外旅行にハマったかも……。

　友だちと行ったスペイン。バルセロナからマドリードまで。ついに出会ったＧＡＣＫＴ。なぜＧＡＣＫＴなのか？　テレビ見てこの人好き、この人だと思ったそれだけ。翌日他のアーティストのファンクラブを全部退会、ＧＡＣＫ

Ｔ入会。翌週、味の素スタジアムでのサッカーの親善試合で国歌斉唱があると知り行った。透き通り天まで届く声にやっぱり間違ってなかった、この人だ。ツイテイクゾ！

　ＧＡＣＫＴのライブ中間、ＭＣから「おかえり～、元気だったか、待ってたよ」と声がかかり「ただいま～」と返す。どこの会場に行っても必ずある、恒例のやり取り。ライブは映画のようであり舞台のようであり、ストーリーがあり、引き込まれる。同じ内容のライブであっても、ちょっと照明が変わっていたり振り付けも違ったり日々進化。できれば全部参戦したいといっつも思ってます。

　ＧＡＣＫＴファンクラブの旅行、夜想会と呼ばれてます。ツーショット写真、イベント、そしてライブは旅行ならではのスペシャルアレンジだよ～。海外旅行は行きたいけど、どこに行

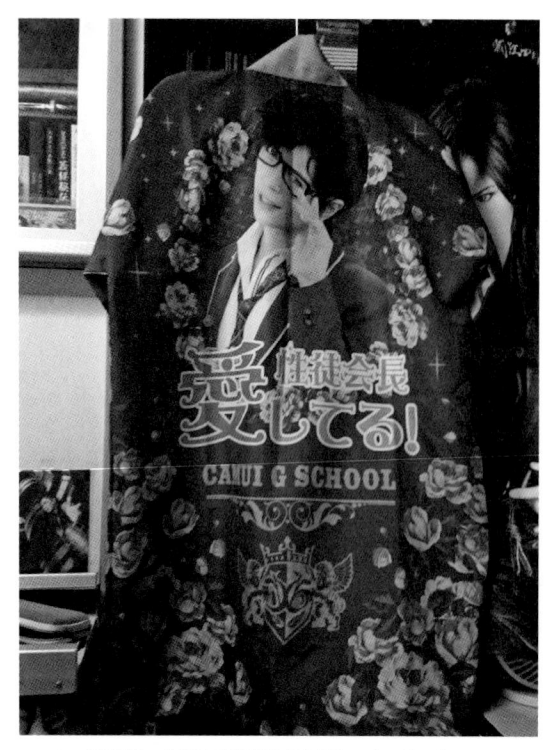

楽園祭〜性徒会長特別応援団席のプレゼント〜

きたいか？　どこに行ったらいいか？　わからない私には最高の旅行。

　夜想会のライブでは着飾ったファン1,000人近くが、ホテルからバスへ、バスから会場へ大移動。そのときホテルに滞在中の人、現地の人が何事ぞと不思議顔で見る人、聞いてくる人。ちょっと面白い。

　コンサートでも夜想会でも、最後は「GACKT、ありがとう」と口々に叫び大泣きする私たち。勇気をもらい、背中を押してくれる。「一年間がんばって生きて、ご褒美にここへ帰って来い。つらいときいつも傍にいるから」と……。

　そして最近は1月にカテーテルやった。90%詰まっているところあり、ステント入れて免疫抑制剤も含め薬が増えたり減ったり。

　そうそう2回目の移植前は、貧血やぞうさん

のような足で辛く余り歩かなかったけど、踵が固くなってきて歩いてるなぁと、生きてんじゃ。わたし。

そんな暮らしをしてる私。せっかく移植した

んだから、好きなことやりなさいと応援してくれる母。先生方、友だちみんなありがとう。愛してるよ〜。

乙部智子さん……10代から血液透析の治療に通う生活を送っていました。腎不全になると体の中の老廃物をおしっことして排出する機能が失われ、1日に飲める水分量も限られてしまいます。1日500mL、ペットボトル1本分だけの水分で彼女は長い間生活をしていました。1996年12月に心停止ドナーの情報があり、献腎移植。透析から解放され、水分も食事制限もない普通の生活ができるようになりました。健康な人には当たり前でも、よく働きよく遊びは憧れであり、生きがいにも。毎年12月に感謝の気持ちを込めたサンクスレターをドナーファミリーに送っていました。

GAKTをこよなく愛し、海外ツアーに出かけ、全国ツアーを駆け巡り。透析をしていたらできなかったことを次々体験して人生を楽しんでいました。しかし、腎臓移植は健康な生活を一生保障してくれるものではなく、様々な原因で再び腎臓の機能が低下し、透析に戻るケースも少なくありません。彼女も移植後20年の節目を前に再び透析に戻りました。移植医療の素晴らしさを目にした家族や友人に支えられ、今度は80歳の母親が腎臓を提供してくれ、2度目の腎臓移植に挑戦。母娘＋猫一匹、互いに仲良くいたわり合いスローライフを楽しんでいます。

私らしく生きる

村山瑞枝

　肝臓移植をして今年の11月で8年目を迎えます。最近は落ちていく体力とどう向き合うかが最大の課題です。

　息子のすすめで出会った愛車（シルバーカー）が今では手放せません。最初は抵抗がありました。でも使ってみると楽だと感じるようになり、商店街の人たちもびっくりするぐらいやさしくしてくれて、外に出かける機会が多くなりました。愛車は2台。お散歩用の軽量コンパクトタイプ、そして舶来の外車は重い荷物もOK！疲れたら座れます！

　車いすを使えばもっと遠出もできるのにと言われていますが、それには抵抗しています。車いすの母を10年近く押してきた苦労を知っていることと、人に迷惑をかけたくないという強い想いから、できるかぎり自分の足で歩くことを目標にしているからです。

　2台のシルバーカーを使い分け、歩き、買い物をして、人と接し、お料理すること——私が今できることをがんばります！

村山瑞枝さん……原発性硬化性胆管炎という肝臓の難病とＣ型肝炎からの肝臓がんのために生体肝移植を受けました。ドナーは息子さんです。当時、肝臓移植をした後のＣ型肝炎の治療は健康保険がきかず、治療費の負担が大きく、経済的な問題で肝臓移植を断念せざるをえない患者が大勢いました。この状況を憂い、マスコミの取材を受けるなどした結果、移植後Ｃ型肝炎治療が保険適応になりました。大きな社会貢献です。

移植外来に通う移植者の方とも親しくなり、色々な話をしました。検査データの話題もあれば、時には悩み事も。腰が痛く少し曲がってしまい、超音波検査で背中を真っすぐにするのがつらいと。医師からコルセットを勧められても、取り外しに時間がかかり周りに迷惑をかけるからと気遣い、痛みを我慢するなど、やさしさと辛抱強さを持った方でした。入院中は、体調が悪くてもベッド上で、正座をして回診を待つのが常でした。人様に不快を与えないようにと身だしなみにも気を遣われていました。多少腰が曲がっても生涯自分の足で歩くことにこだわる芯の強さは、若い患者や看護師たちから一目置かれていました。ご自宅でもシルバーカーでお出かけするなど、見えないところでも努力を欠かしません。教えの数々と共に思い出は色あせることはありません。〔故人を偲んで　乙部智子・記〕

"青き未来"の感動を吟ずる

加津子

移 植 て ふ 青 き 未 来 や 新 松 子

「新松子（しんちぢり）」とは、その年に新しくできた松の実のことです。

"松ぼっくり"とも呼ばれています。

新しいだけにまだ青々としています。

松の実は枯れてくると周囲を包んでいる種鱗（しゅりん）だけが大きくなり、やがて種鱗が開いて種を飛散させます。神代（じんだい）植物公園で青くて硬い（かた）松ぼっくりを拾ったとき、この句ができました。

このとき私は、腎臓移植をして9年目。

健康な体だけじゃない、未来への希望ももらったんだ、と感動が心から沸き上がりました。

この感動を、臓器移植を必要としているすべての人に味わってほしいと思いました。

> **加津子さん**……息子さんの提供で腎臓移植。生涯現役美容師としてお店に立って活躍しています。母娘で「アグレアーブルサラ（agreable Sala）」という素敵な美容院を経営。無料でヘアードネーションを行なっています。誰にでも笑顔で接し、相手を気持ちよくさせる魔法の持ち主。趣味は俳句。

人生を駆け抜ける

戸塚　仁

　腎臓移植を受けたことによって、体を思い切り動かしてスポーツを楽しむことができることが何よりもうれしく、ありがたく、自分が輝けます。私の場合、元気になった喜びは運動によって実感することが多いです。

　移植をする前には陸上競技をしていました。中学時代は長距離、高校時代は短距離です。しかし、段々走れなくなってしまいまして……調子が悪かったんですね。10年ほど慢性腎不全（じんふぜん）を患っていました。高校時代、身長180センチの円盤投げの選手と太ももの太さが同じだったのに、半年の闘病生活で足がぐっと細くなっ

てしまったのには自分でもショックでした。幸い29歳の時に母親をドナーとして腎臓移植を受けることができました。

　若い時に陸上競技をしていたこともあり、移植後は、全国移植者スポーツ大会、世界移植者スポーツ大会に参加しました。これをきっかけに、全国移植者スポーツ大会の運営に携わり、日本移植者協議会と日本移植者スポーツ協議会という共に大阪に本部を置くNPO法人の副理事長として、スポーツを通じた移植医療の社会啓発活動を行なっています。

2001年神戸で開催された世界各国の移植者が集う世界移植者スポーツ大会では、陸上競技に参加しました。2年後の2003年のフランス大会では、テニスに初めてチャレンジ。世界大会となると開催期間は7日間にも及びます。日程が重ならない競技で、1人5種目にエントリーできるため、陸上だけではなく何か出ようかなと考えた結果、テニスと出会うことに。

テニスはスクールが運営されており、初心者でも始めやすい競技です。大会出場を目指して練習を開始しました。ところが、病気療養期間が長かったため、脚力が元に戻り一般の人と同じようにプレーができるようになるまで10年を要しました。もともと球技の苦手な私は、練習に通ってもなかなかうまくならず、海外の大会では恥ずかしい思いをたくさん経験しました。

近年、ジョギングブームでロードレースへの参加にも抽選がありますが、国内レースで移植者部門の出場者枠が設けられている大会としては、東京マラソンと湘南国際マラソンなどがあります。われわれ移植者は、外に見えづらい内部障害のため、自ら発信していかないと一般社会に理解してもらえません。私のように人前で話をするのが苦手な人間にとってみると、スポーツは格好の表現の場なのです。

ジョギングを趣味にしている人は移植者にもきっと大勢いると思うだけに、このような大会に参加してもらえないのが残念です。私は、常に誰かが参加しないと移植者の出場枠がなくなってしまう危機感を感じていて、この出場枠を絶やさないために走り続けています。大会自体に移植者の部があるだけでも、一般の方に移

植医療を知ってもらう貴重な機会です。

　ロードレースは初心者でも取り組みやすい競技です。10キロメートル走るには練習が必要ですが、早く走る必要はありません。制限時間90分以内で完走すればよいのです。1キロ9分で走れば良いので、現在、1キロをどの程度の時間で走れるか確認してみてください。

　大会に出場する以上いつも上位入賞を狙いたいのですが、そこは自分自身の体調とも相談です。何も考えていないわけではなく、「大丈夫かな？」「こわいな」と思うときがあります。どこまで無理して良いのかは手探りの状態です。毎月これくらいだったら問題ないとわかってやってはいます。移植して20年になりますが、20年も経つと良くないところも出てきます。

　私が目指しているのは、世界移植者スポーツ大会（World Transplant Games）で60歳以上の部に出場することです。10歳区切りになっていて、私は今年（2017年）49歳になるので50代の部で出場する日も近いです。60代の部になると会場みんな総立ちになって拍手をしてくれます。そこで走りたいなと。それには10年以上はもたせないといけないわけです。

　昨年、World Transplant Games Federation（WTGF）での "Fit for Life!" の大使に選ばれ、活動を始めました。生活に運動を取り入れることで移植後の社会復帰を早め、運動による体調維持で長期生着（せいちゃく）をめざす活動です。食事だけでは難しい生活習慣病の予防を、運動を取り入れることで効果を高め、筋力を保つことで社会復帰を助けることを目的にしています。

具体的には、「移植ＤＥ散歩」というウォーキングを企画しています。'Aruku&（あると）'というアプリを利用してコースを決め、参加者を募集します。散歩は走るより参加しやすいものの、健常者向けのコースを移植者が歩くにはハードな場合もあります。半日で回れるコースを１日にするなどの工夫をしています。観光スポットを回るところもあるので楽しいです。

　もう一つはドナーに感謝を伝える「ありがとうの日」という企画です。海外ではたくさん行なわれていますが、日本ではレシピエント（移植者）からドナー（臓器提供者）に感謝を伝える企画というのはあまり行なわれていないと思います。Facebookやブログで情報発信しています。

　世界の大使のメンバーはどんな活動をしているのでしょうか。すこし紹介しましょう。コロンビアの膵腎移植のソニアは、メディアやＳＮＳによる発信を頻繁に行ない、コロンビアの自転車チームと協力して活動をしています。ＷＴＧＦプレジデントのクリス・トーマスの地元、オーストラリアはさすがに活動が盛んです。トライアスリートにして"Fit for life!"の象徴でもあるケイトはオーストラリアだけでなく、世界のメディアに取り上げられています。同じくオーストラリアの骨髄移植者モンティーは世界移植者スポーツ大会で世界記録を持つ中距離ランナー。うらやましいほどのオーストラリアの大自然と共に、移植医療の素晴らしさを発信しています。イギリスのエマは心臓移植者、短距離選手でストイックな練習風景をＳＮＳなどで発信しています。彼女は次回のイギリス・ニューカッスル大会でヒロインとなるでしょう。ドイツの心臓移植者チャンタルは、最年少の大使。

ラクロス、自転車、テニス、スキーなどスポーツ万能のアスリート。ドイツではメディアに登場し、移植啓発活動の象徴として活躍しています。彼らを含めて26人の大使が各国でスポーツを通じた臓器移植の社会啓発活動を行なっています。

「私は2回目の移植だ」というアメリカの男性と話をしました。世界移植者スポーツ大会に参加してから、世界との差を感じます。日本は先進国で、医療技術も一流ですが、臓器移植において後進国です。心臓と両肺の移植をしたケイトは、トライアスロンに7回も出ています。どんな生活をしていたら、そんなことができるのかなと思います。日本と海外の移植の待機期間、休日の違い、アクティブさがうらやましい。私の目標は、先ほども言ったように60歳のときに世界移植者スポーツ大会で走ることです。そうして世界と肩を並べたい。

　こんな素晴らしい人生を2回も与えてくれた母親に感謝しています。ありがとう。

戸塚 仁さん……NPO法人日本移植者協議会副理事長、NPO法人日本移植者スポーツ協議会副理事長。腎臓移植者。移植者及び移植希望者にスポーツを奨励する事業や移植医療の普及と発展、健康維持に貢献する活動を行なっています。マラソンやテニスなど自らもアスリートして各種大会に参加しています。最近では「Fit for life」の活動で、毎月10日を「ありがとうの日」として移植を受けたレシピエントから臓器提供者のドナーに感謝の言葉をネット配信していたり（「ありがとうの日」「日本移植者協議会」で検索!）、移植DE散歩という移植者や支援者に声を掛け、青空の下で日帰り散策を楽しむ取り組みも行なっています。

移植後 25 年

棚橋 恒

　私は大学卒業後気象庁に入庁しました。仕事は航海士でした。気象庁が船を持っているのは、気象に大洋が深く関係しているからです。

　気象衛星がなかった時代、観測点は陸上にしかなく、それに対応するために観測船を持ち、台風の時期（7―9月）には台風発生近くの南の海へ、集中豪雨の時（7月）には東支那海へ、冬の時期は日本海へ、さらに海洋観測を西太平洋を中心に実施してきました。

　船は、高層観測、気象レーダー観測、一般気象観測、海洋観測と気象台を船に載せたようなものです。1990年以降は、衛星で水から土の部分は観測できるようになり、今は海洋観測、海底地震計の設置回収等にあたっているようです。

　大学を卒業して就職、それから定年まで、自分がすべき仕事を全うできたことを、何よりうれしく幸せに思います。腎臓移植をしたからこそ成しえたことだと、移植をして本当に良かったと感謝しています。

　何の不自由もなく、腎臓が悪い感覚もなく（蛋白＋2、血圧180くらいでしたが、多分クレアチニンは平常であったと思う）、観測船の作業を続けていました。5年間の函館での船長

職を終えて東京勤務になり、役所の健康診断で精密検査を受けるよう言われ、東京医科大学の泌尿器科を受診したところ腎不全で間もなく血液透析になるだろうと告げられました。

腎臓移植以外治らないと言われ、「困ったなあ、どうしよう」と。幸い姉が腎臓提供を申し出てくれて、生体腎移植をする方向で話が進みました。だけど、当時の移植外科の教授から、生体腎移植をすぐ行なわず一度透析に入りなさいと言われました。透析のつらさも経験することで、ドナーとなる姉のありがたさや自己管理の大切さ、移植の良さを理解してほしいと諭され、透析を３カ月間行ないました。

わずか３カ月間だったので、穿刺の痛みや時間的拘束はあったものの、長期間透析をしている人に比べたらつらいという自覚はありませんでした。ところが、実際に腎臓移植を受けてみ

ると、次の日から別人のように頭は冴え、体は軽く、「こんなにも移植をすると違うものなのか」と驚きました。

透析をしていた時は、自分は至って変わらず不自由なく過ごしていました。まだ尿が出ていたので、水分制限も食事制限もありません。今思えば、体調が悪いことに自分では気づけないほど慣れてしまっていたというか鈍感になっていただけで、健康ってこういうことなんだと。移植はこんなにも良い治療だったんだと。やって良かったと思いました。この時のことは一生忘れません。

その後の経過も良く、職場に復帰し再び船に乗り航海を続けることができました。何よりうれしいことでした。やっぱり仕事をやり通せたということが、一番うれしいことでした。

職場も理解があり、ありがたかったです。職場に復帰しても周囲は以前と同様に接してくれましたし、しばらくして体への負担に配慮した部署替えもありました。部署替え後は、船舶管理の仕事にかわり、観測の計画、人事、観測船の建造にたずさわることになりました。移植をしたからこそ、楽しく面白く勤め上げられて感謝しています。

　60歳で定年退職をして70歳までの10年間は、思う存分好きなことをしました。今は歳をとり、遠くに出かけることもほとんどなく、特別したいこともありません。それだけ移植をして充実した人生を送ってこられたと満足しています。移植をしたのは確か53歳の時でした。それからずっと、姉からもらった腎臓と一緒に過ごしていられるのは幸せだと思います。

二つの Birthday

大沼 聡

「おしっこ出てるぞ」。集中治療室で意識が戻った時、マスクにキャップ姿の兄の姿がぼんやりと見えた。声が出ないのでなんとかうなずくが、いくつもの管がつながれていて居心地が悪い。すぐにまた眠ってしまったと思う。

1995 年 4 月 11 日火曜日、27 歳の時に母から腎臓をもらった。それまでの 5 年間は血液透析で生を得ていた。左手には透析をするために必要なシャントと、他人から見ると痛々しい刺針の跡。針穴は爪楊枝が入るんじゃないか？と思うくらい大きい。こんな針を同じ場所にばかり刺すので、いつの間にか皮膚がペラペラに

なってくる。23 年経った今も残っている。

透析は週 3 回、1 回約 4 時間するのが一般的だ。学生の頃はまだ時間の自由が利くのだが、社会人となると仕事上での制約が多くなる。打ち合わせが長引くこともあるし、仕事が終わらないこともある。それでも 18 時からの透析開始が必須なのだ。

透析日は慌ただしく会社を飛び出す。透析日の日帰り出張ももちろんある。ある時、大分からの帰りの飛行機が遅れて 2 時間しか透析ができなかったこともあった。もちろん翌日も透析に行った。体調が悪くて会社を休んでも、連休

中でも透析に休みはないのだ。自宅から会社の傍らの透析施設へ通うのは空しかった。

　学生時代の透析は時間より身体的につらかった。透析後30分ほどは起き上がれないぐらい体調が悪くなってしまうのだ。家に帰るのがつらいため、透析施設の近場に引っ越した。家賃が約2倍になったので親の仕送りも大変なことだったと思う。

　それでもつらくて電車に乗れず、ひと駅乗っては降りてベンチで休憩。何本か電車を見送って意を決してまた乗るのだが、次の駅でまた降りることもあった。母校での教育実習で実家に帰った時も同様につらかった。そんなつらい状況を見ていた母が「私の腎臓をあげるから」と言ってくれた。

　就職してすぐに会社を長期で休むのは嫌だったので、目標を3年後に定めた。事前に上司にも相談し、快く承諾してくれた。移植手術前の最後の出社日、上司は「移植したら一緒にブラジル行くぞ！」と応援してくれた。当時上司がよく出張していた場所だ。

　同じ部署のメンバーは仕事の関係先の人の応援メッセージが書かれた色紙を持って来てくれた。商品企画の課長は、当時珍しかったモノクロのポータブルＴＶを会社から借りて持って来てくれた。結局使わずに終わったが、その心遣いがうれしかった。周りのみんなに支えられていることに感謝した。

　移植手術後の経過は比較的良くて、3カ月ぐらいで職場復帰できるかな？と思っていたが、移植後70日ぐらいで発症した急性拒絶反応を皮切りに、合計3回の拒絶反応に見舞われ、仕事に復帰するまで結局5カ月もかかった。

　移植後の私の生活は一変した。透析に行く時

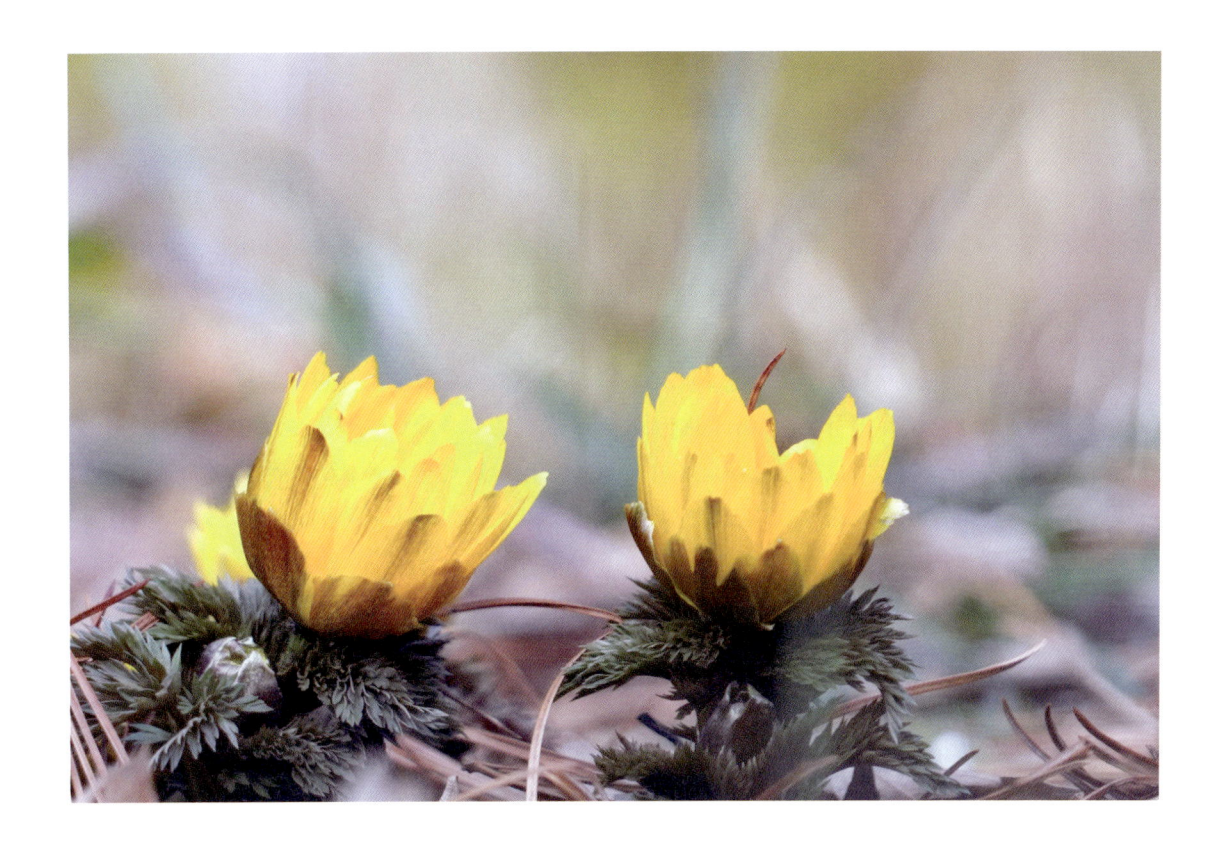

間がなくなった。体調が良くなった。5カ月の間にできた、移植患者友達と遊びに行くことが多くなった。そして仕事でも念願だった海外出張を経験させてもらえた。当時所属していた部署は海外の仕事が多かったが、私だけが海外出張できないでいた。

初めての海外出張は今でもすべて鮮明に覚えている。シンガポール、マレーシア、インドネシアを1週間で回る行程。飛行機には6回乗った。初めての海外出張にしては楽でない。また移植患者にとって衛生上心配なコースだ。幸い体調を崩すことなく帰国でき安心した。そしてやっと課の一員になれた気がしてうれしかった。

その後は毎月のように海外出張へ行った。課長のことば通り、地球の裏側のブラジルまで。初めて取得した5年パスポートがあっという間にスタンプでいっぱいになって増補した。そしてその後もアジア中心の長期出張が続いた。

時折、「もしあのとき移植していなかったら、人生どう過ごしていたのかな？」と思うこともあるが、今となっては移植していない人生はとても想像できない。仕事やプライベートでの貴重な経験ができていないかもしれない。そういう意味では月並みな表現になるが、移植日は私の「2nd Birthday」だ。2回も素敵なBirthdayを授けてくれた母に感謝している。

大沼 聡さん…東京女子医大移植者の会「あけぼの会」の事務局長。会員からの人望もボランティア精神も厚い。巣状糸球体硬化症で血液透析を開始して5年後に母親からの腎臓提供により生体腎移植。元気に23年目を迎えました。仕事もバリバリこなし、海外出張も多く、よく動き、よく飲み食べる軽快なフットワークの持ち主。趣味のカメラの腕前はピカイチ！　彼のフレームに収められた世界は心惹かれる美しさがあります。

コーラスに学ぶ

原 恵美子

　大好きな音楽の話をすることにいたします。

　私は、中学・高校と吹奏楽部に所属し、専門学校では同系列の大学のオーケストラに参加していました。就職・結婚してからはしばらく音楽から遠のいていましたが、コーラスという"みんなで音楽をつくる"楽しさに再びハマり、14年になります。

　楽器も使わないし、吹奏楽やオーケストラより気軽にできると高をくくっていたのですが……コーラスもやってみると奥の深いものでした。

　きれいな声を出すためにはかなりの筋力が必要なので、吹奏楽と同様、真剣にやると運動部なみの体力を使います。声帯はもとより腹筋、背筋さらにはお尻や足の筋肉までも使って声をつくりだします。"練習翌日の筋肉痛"を繰り返し、「歌う声」のための筋肉が作られていきます（翌々日ということはまだありません－笑－）。

　指導してくださる先生にはいつも、「からだが楽器になるように」と言われます。良質な楽器を維持するためには歌い続け、筋力を維持していかなければなりません。

　「きちんと楽しむためには、それなりの努力も必要である」という先生の熱心な指導のもと、

みんなで声を合わせ一つの歌をつくりあげるのはとても楽しい時間です。

　私を含めて大半の人が楽譜を読めないので、先生は丁寧な音取りから始めてくださいます。きれいなハーモニーをつくるための大事な一歩です。しかし、それだけでは人を感動させる音楽はできないと、先生はよくおっしゃいます。「その曲が持つメッセージを読み解き、自分なりで良いのでその想いを表現する。そうして、音楽をやったことのない人たちをも感動させられる演奏を目指す」という熱い信念を持っている先生の下で、日々練習をしております。

　平日はフルタイムで仕事をして、週末はコーラスで大好きな歌を歌う♪〜そして時々は素敵なホールで娘と一緒に上質な音楽に全身を包まれる……そうやって少し現実逃避をしながら日々を送っている私です。

原 恵美子さん……看護師の資格を持つケアマネジャー。娘さんは父親をドナーとして生体肝移植を受けました。移植を必要として生死をさ迷う娘と、自営業を休んで肝臓提供の手術に臨む夫の二人が、同時に入院して大きな手術を受けることは家族の一大事。家族一人ひとりに役割があり、一致団結協力しないと成しえない生体肝移植。恵美子さんが長年培ってきた音楽の世界、オーケストラやコーラスに通じる調和の医療。

術後の意識が醒める瞬間を備忘録として

ヨシタカ

　あたり一面真っ暗な宙に浮いたベッドに腰掛けていた。ふと足元が照らされ、右側に「生」、左側に「死」と書かれたプレートが。

　どこからか「どちらか選んで踏むんだ」の声。躊躇うことなく右側の「生」に両足で飛び乗った。プレートは二つに割れ、回転しながら暗闇の中に落下していった。

　大きな叫び声を上げながら、どこまで落ちていくのか不安になっていると、遠方に微かな光が。落下しながら大きくなっていく温かい光の中に入った瞬間、背中に硬い物を感じた。術後に手術室から移動していたＩＣＵのベッドだった。

　目は閉じたままだったが、意識が醒め、手術が終わったんだと感覚で理解した。なぜか怖くて目を開けることができないまま、また眠ってしまった。

　マンガっぽくて嘘っぽいですが、麻酔の影響も少なからずあったのでしょう。それからも幽体離脱しては体には戻らず、どこかの学校の校庭に勢いよく落ちて行ったり、洞窟で暮らす部族に混じって生活したりなどなど変わった夢を見る日々がしばらく続きました。

　ＩＣＵと次に移った個室部屋では、苦痛から

の解放感とダラダラしたい気持ちが相まって、看護師さんたちをはじめ散々な迷惑をお掛けする行動に出たのでした。今思い出しても冷や汗が出ます。

徐々に体調も戻り、個室から大部屋に移動したある日、ラジオで奥田民生の「ありがとう」が流れていました。聴きながらボロボロ泣きました。迷惑をお掛けした看護師さんたちの顔が浮かび赤面し、また泣きました。

あれから幸いにも15年が経ちます。

毎年、手術日だった日にしていることがあります。奥田民生の「ありがとう」を聴きながら、私の手術にかかわってくだったすべての方々を一人ひとり思い浮かべながら、改めて感謝するのです。

今の自分は、無駄な時間は過ごしたくありませんからね、術前より行動力が増しました。年齢など気にせず、いろんな事に挑戦しています。

今後は加齢との共存だと思っています。上手に共存して、楽しい毎日を過ごしていきたいですね。

ヨシタカさん……重度の肝不全で病院に運ばれてきた時には、肝性脳症で会話もできませんでした。若き青年が生死をさ迷っている最中、「何としても救いたい」家族の想いと医療スタッフの想いが重なり、当時はほとんど行なわれていなかった血液型の異なる父親からの生体肝移植に踏み切りました。健康を取り戻すまでには長い時間がかかりました。きっと言い尽くせない苦労を乗り越え、今があるのではないでしょうか。Life Bridge Japan のホームページを管理。

『輝いて　もっと輝いて』

野村祐之

手術から目覚めて

　ぼんやりと目が覚めました。とても心地よく、輝く光に全身が暖かく包まれているのを感じます。こんな至福の思いで目覚めたことがいままでにあったでしょうか。心の中のかすかな記憶をたどると、たった一度あったような気もします。

　この世に生まれ出て、産湯に浸かり、ガーゼにくるまれてそっとベッドに寝かされる。始まったばかりの呼吸の息を整えながらまどろみ、いつしか目覚める。暑くもなく寒くもない。静けさの中で愛に包まれて、この世に生を享け

たことを体中で実感する……。

（中略）

　それにつけても、この心地よさ。もうひと眠りむさぼってやろうと決め込んで、ふと気がつくと何かが頭上をクルクルまわっています。手を伸ばせば届くほどの高さのところを、輪を描くようにクルクルとまわっているのです。

　いったい何なのだろう、とそれに意識を向けると、まわっているものはモノではなく、言葉だとわかりました。

「生きてるね、生かされてるね、生きてるね、生かされてるね」という、ふたつの言葉の繰り

返しです。それがクルクルと丸く輪を描くようにまわっています。

「生きてるね、生かされてるね、生きてるね、生かされてるね、生きてるね、生かされてるね………」

　主語がないな、と思いました。アメリカで頭が英語になっていたせいもありますが、主語がないのが気になります。いったい誰が生きているのか、そして生かされているのは誰なのか…。

　そう思うや否や、こんどはその言葉が輪を描くのを止め、たてに跳び始めました。ウサギのようにピョンピョンと、僕の頭と胸の間を行ったりきたりしています。胸に向かって「生きてるね」、ピョン。頭に向かって「生かされてるね」、ピョン。そしてときどき手品のようにススッと入れ替わり、こんどは頭に向かって「生きてるね」ピョン、胸に向かって「生かされてるね」ピョン。これの繰り返しです。

　頭と胸、それは脳と肝臓のありかだとピンときました。

　ということは、これは、もしかすると脳と肝臓との間で交わされている会話なのでしょうか。肝臓が「生きてるね」、そのお陰で脳が「生かされてるね」。脳が「生きてるね」、だから肝臓も「生かされてるね」という会話ではないでしょうか。脳と肝臓が話をするなんて、いままで想像すらしたことがありません。いったい何が起こったのでしょう。

　ははん、と見当がつきました。きっと手術は行われたのです。

（中略）

　この僕は、いままでと全く同じ僕なのだろうか。もしかすると、生まれながらの僕は、手術台の上で果ててしまい、もうこの世に存在しな

いのではないか。いまここにあるのは、いままで地上に存在しなかった新しい命。全く別の「僕」。これは原状回復ではなく、新しい命の誕生なのだ。

こんなこと聞いてなかった。僕自身、思いもよらないことだった。誰も教えてくれなかった。手術台の上で、いままでの僕とはお別れだったなんて……。

もしかすると、肝臓手術を受けるということは、一度死ぬことなのかもしれません。生まれながらの命がそこで断絶する。そして、もうひとつの「断絶した命」と出会い、ひとつにされ、新しい命へと生まれ変わる…。

ただ表向きは、つまり、見かけ上の僕はほぼ以前のままだし記憶や意識をつかさどる脳はそのままなので、まわりの人は昔のままの僕が手術を無事終えて、もとに戻ったと錯覚し、そう信じて疑わないことでしょう。

しかし内面の僕は違うのです。何かが本質的に違うのです。「生まれながらの僕」という存在の土台が完全に取っ払われてしまい、宙に浮いたような状態なのです。

これは、「自分が誰だかわからない」というのとは違います。たとえば記憶喪失で過去の記憶を失い、名前や住所を思い出せなくても「自分」という存在は、はっきり意識されているでしょう。しかし今の僕にはその「自分」という感覚それ自体が喪失してしまっているのです。その反面、記憶ははっきりしていますから、名前を聞かれれば「野村祐之」と直ちに答えます。でも内心では、スパイが偽名を使ってその場をつくろうような気分でそう答えているのです。

自分という意識が失われ、もはや生きている実感すらないか、といえばむしろその正反対で

す。体の底から命のエネルギーが泉のようにこんこんと湧きあふれ、生きている喜びに打ち震えそうなくらいです。この強烈な生命の存在感には圧倒される思いで、それを全身で受け止めるのがやっとでした。

　もしかすると、肝臓移植の体験には、いままでの命のあり方からは想像しがたい、なにか不思議な世界が隠されているのかもしれません。

愛デンティティ

　頑張っていこうね、一緒にね。生きていこうね、一緒にね。一生懸命、一緒にね……。そう約束しあう気持ちは、小学校の運動会のとき、ペアを組んだ友達と呼吸を合わせて二人三脚の練習をしたのに、似ています。それは、生まれながらの「自己」としての僕とは明らかに別の、未知の僕です。旧い僕はもうそこにはありませ

ん。その意味では、「今までの僕」としてのアイデンティティは根底から崩れ去ってしまったようです。肝臓移植とは、アイデンティティ崩壊の危機にさらされる体験であるのかも知れません。

　ではアイデンティティを失って、自己はカラッポになってしまったのか。存在感そのものが全く失われてしまったのか、というと、実はその正反対です。強烈な生命の躍動を感じます。体の中に大きな命の泉があって、温かい活力がこんこんと湧き起こってくるようです。その命の水のほとばしりが体を内側からくすぐるので、思わずニターッとしてしまいそうなくらい、物理的な、具体的な感覚です。

　「生まれながらの自己」は失ってしまったかもしれないけれど、それと引き換えに強烈な存在感に圧倒されている。そこにあるのはもはや一

個の「Ｉ（アイ）」ではなく、共に生きる「ＷＥ（ウィ）」に違いないと確信しました。今の僕の存在の根拠は、もはや「アイ・デンティティ」ではなく「ウィ・デンティティ」とでも呼ぶべきものなのです。脳と肝臓、君と僕、のウィデンティティ、それが新しい「僕」の出発点なのです。（中略）これは肝臓移植を受けた誰もに起こることかどうかは知りません。しかし僕自身、移植後にこれと極めて近い経験をした人に少なくとも四、五人は出会っています。（中略）どうもこの感覚、きっと何かあると思うのです。しかも肝臓移植の体験と結び付いており、僕は、ドナーとの関係にかかわりがあると確信してい

ます。

　ドナーの献身的な愛なくして移植は成り立ちません。僕たちが身に受けたのは、具体的にはドナーの臓器ですが、もっと深いところでそれはドナーの愛なのです。いま僕が生きているこの命は、その愛の結晶に外なりません。愛はおくられ、受けることによって実を結びます。ウィデンティティのウィ（ＷＥ）は、「ふたり」の偶然の出会いの結果ではなく、ドナーとドナー家族の決意によっておくられた愛が結実してのＷＥなのです。

　いまの僕の存在の奥底にあるものは単なる

野村祐之さん……青山学院大学文学部神学科を卒業後、米国イェール大学神学大学院を修了。世界教会協議会教育部（ジュネーブ）に勤務後、ニューヨーク東ハーレム教会の伝道師として活動。Ｂ型肝炎からの肝硬変（かんこうへん）のため米国・ベイラー大学メディカルセンターで肝臓移植を受ける。その後も青山学院女子短期大学及び青山学院大学の兼任講師として教鞭（きょうべん）をとる傍ら、国際移植者組織トリオ・ジャパン会長として日本国内及び国際的な移植医療の伝道師として尽力。2017 年逝去。

ウィデンティティではなく、愛によって深く結ばれた「『愛』デンティティ」に外ならないことに気づかされます。

　愛によって生かされ、生きている、この僕という存在。これこそ今の僕の真の「アイデンティティ」だということができるのです。

※ご紹介したエッセイは、2014年6月、Life Bridge Japan設立1周年記念特別講演に野村さんをお迎えした際に資料として配布されたもの。1997年11月に発行された著書、『輝いて　もっと輝いて』（テクノコミュニケーションズ、1997年）から特に伝えたかったと、ご持参いただいた二つのお話です。野村さん亡き後も彼の魂はここにあり。

III　移植医療に望むこと

星のいのち

きむらまりあ

真っ暗な夜の空に消えそうな星が一つまたたいていた
少し風が吹くと、またたきさえも消えそうになっていた

一つひとつの星の光はそれぞれの人のいのち
たくさんの星が集ると、それは大きな希望の光を照らし出す
消えていった星の光は、誰かのいのちを救い
それを受けた星がまた感謝の光を放つ

ちいさな星の塊（かたまり）が、夜の空にスパングルのようにまたたき、
真っ暗な世界の中でそこだけに希望をつなぎとめている

朝が来て、星のまたたきは見えなくなっても

大宇宙の中では、星たちは輝き続けている

臓器移植はそんな星の世界に似ている

きむらまりあさん……日本に移植コーディネーターがいなかった時代から、腎臓移植の患者をサポートしてきた元祖レシピエント・コーディネター。世界移植者スポーツ大会に日本人としていち早く参加。毎年レシピエント（移植者）を海外のスポーツ大会に引率、参戦させるなどスポーツを通して世界と日本のパイプ役となり、移植医療の発展に貢献していました。

ライフワーク　31年目の通過点

荒波よし

　私は日本が好きだから、日本人が好きだから、移植でしか救えない人たち皆が助かるためには日本で移植ができること。それが私たち夫婦の願いだったから、私たち夫婦は日本で移植ができることを目指し、向かっていった。振り返ると31年の歳月が過ぎた。これからも人を愛し、みんなを愛し続ける人生を私は目指したい。

プロローグ

　私の娘が胆道閉鎖症で生まれてきて、15歳で亡くなった。肝臓移植をすれば生きる道があった。私の周りには多くの子どもたちと、見守る親たちがいた。皆私の子のようであり、親たちは兄弟姉妹のように感じていた。

　その人たちは、藁をも摑む気持ちで移植の道を探して、一人また一人と外国へ向かった。彼らから情報をもらって橋渡しをする。「胆道閉鎖症の子どもを守る会」の時から今まで、ずっと同じことをしてきた。

　医療を法律にゆだねた結果、患者と家族の置かれた現状がかけ離れ、いのちを求めて海外に行かざるをえなかった。誰もが皆日本で救われることを願っていた。

モーセの話

　今年、2017 年 10 月 15 日、東京都千代田区のイイノホールにて、第 19 回臓器移植推進国民大会が開催された。臓器移植法施行 20 周年の記念事業ということも重なり参加をした。そこで移植に関わった人たちの功績を称える表彰式があった。「いったいこれは何だろう……」その様子は、あまりにも私たちが置かれた状況とかけ離れた状況だった。

　国内で移植が受けられず、3 億円もの渡航移植に必要なお金を本当に必死で募金をしている人たちが大勢いるなかで、あまりにもかけ離れていて「いったいこれは何だ！」と。壇上に関係者が並び、厚生労働省の代表者より次々表彰状が渡されていく様子にとても違和感を覚えた。

　この人たちに今の日本の移植を任せていいものか？　疑問に思った。そう思った瞬間に私は奮い立つものを感じた。「これはもう私たちたちしかいない」と。“私たち”というのは、私一人のことではなくて、私と同じように、なんとか日本で移植を根付かせようという熱い想いを持っている移植者であり、家族であり、患者であり、そういう想いを抱いている人たちを“私たち”と言わせていただきたい……。地道に、地道に動くしかないということが改めてわかった。それはとても時間がかかることだけれど。

　私が今、読んでいる旧約聖書の中に、モーセがエジプトの奴隷になっているイスラエルの民を連れ、神の示すカナンの地に向かう旅で、本来なら数週間から数カ月でたどり着ける距離に 40 年余りの歳月がかかったというお話があります。そのお話と日本の臓器移植がおかれた状況に、私はとてもよく似たものを感じる。ここでは詳しく述べないけれど、機会があったらま

たお話をさせていただきます。

新しい人たちと共に

　話は変わりますが、トリオ・ジャパン（国際移植者組織ＴＲＩＯの日本支部）は、ここ１年で会長や事務局長をあっという間に亡くし、相前後して役員も次々に喪くしています。そういう中で、新しい人たちに加わってもらい新しい体制を作らなければならない状況にあり、この"新しい人たち"は私にとっては子どものようで、そして新しく移植をした子どもたちは孫のように思っている。だから、新しい体制を私としてはどうしても拍手で送り出したいという思いがあります。

　若い人たちがトリオ・ジャパンのホームページを新しく作り、移植をして元気になった方々の写真をホームページに載せる提案がありまし

た。移植を受けてこんなにも元気になった人たちがいることを多くの人たちに知ってもらおう。

　私も賛成した。そこで、私がご家族に連絡をすることになった。最初に電話をした時は、電話に出た親たちは「はい、喜んで。協力します！」という返事をくれた。その後、本人の意思確認と写真の送付のことで再度連絡をすると、最初に電話をした時には快諾してくれた人たちに断られるという事態が起きた。どの人も「荒波さんごめん。協力したかった」「だけど子どもはどうしても嫌だと言っている」と。この件がきっかけで、親たちは子どもたちと話をする機会を持つことになり、実は親の知らないところで子どもたちはいじめにあったり、悲しんだり、苦しんでいたことをはじめて知ったようだ。

「これ以上子どもたちが嫌ということをさせたくない」。それを聞いて私は「わーっ」と思っ

た。私は事の本質を見逃していたのかもしれない。そう思い、とても落ち込んだ。

私たちには、「移植をしたい」「子どもを助けたい」と相談に来られた両親に会った時に、伝えてきたことがある。それは、「移植はやさしいものなんだよ」「あったかいものなんだよ」「善意は、何かをするのではなくて、させてもらうという気持ちによるものなんだよ」「それを受け取る側は、ただただありがとう」と。「だから責任を感じるとか、あまり負担に思わないでほしい」と。あったかいものとしてお互いの相互理解のもとで行なわれることなんだと。長年そう言い続けてきた。

だけれど、元気になって日本に帰ってきた子どもたちは、人と違うことで傷ついていたのではないでしょうか。募金をしたこと、お腹の傷、移植をしたことなどなど……。

移植や臓器を提供する人がどうのこうのではなく、もっと心の深い部分、日本人の「想い」を改善するしかないと、頭をガツンとやられた。

いつかやってくる日のために

モーセがカナンの地に40年かけて行った。しかもモーセ自身はそのカナンの地を見ることはなく、次の世代がカナンの地に入った。それを思うたびに、日本の「善意」というとらえ方、「やさしさ」が根付くまでには何年かかるのか……。モーセが40年、トリオ・ジャパンが出来て27年目、あと50年かかるのか？　100年かかるのか？　どこまでかかるのかわからないが、いずれそういう時が来るはずです。

けれど、日本のいじめ社会の根底にある、自己主張をしない、皆と同じようにするとか、皆でやれば怖くないとか、困っていたら村八分に

されるとか、人の不幸を喜ぶとか、そういう日本の負の国民感情が改善されないかぎり、私たちが喜んで「提供する」「ありがとう」と慈しみあえる社会になるのは難しい。

「移植をしてこんなに元気になったよ」「ありがとう。大切にして、一生懸命に生きるからね」と、胸を張って内に外に喜べる日本に、いつかはなれる。そのためには今を変えないと。本当に遅々として、進みは遅いけれど。

私たちは、移植の話や募金の話をしにいろんな土地に行く。50人が話を聞きに集まってくれている時もあれば100人を超すような時もある。それだけ移植について理解をしてくれる人が増えていると考え、毎回毎回活動している。いつかは喜んで提供できる、子どもたちが移植を受けたことを誇れるような社会になることを願って。

これからも人を愛し、皆の幸せを祈り歩み続けたい。

荒波よしさん……米国・ペンシルベニア州、ピッツバーグに本部を置く、トリオ・インターナショナル（Transplant Recipients International Organization: TRIO）の日本支部であるトリオ・ジャパン創立時から、夫の嘉男さんと共に事務局を運営。自身も胆道閉鎖症の子をもつ親として、日本の臓器移植の普及啓発に大きく関わった。大勢の人が荒波夫妻のやさしさに心を救われた。移植医療は、患者だけでなく、患者を取り巻く家族にも寄り添うことの必要性を唱え、ファミリーコーディネーターとして活動し現在に至る。Life Bridge Japan 顧問。

あらなみみきるさん♡

ぷりんせすに♡
なりたい

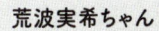

荒波実希ちゃん
小学生、6 歳。よしさん、嘉男さんのお孫さん。胆道閉鎖症で、日本での肝臓移植を待ちながら、15 歳で亡くなった里子さんは、彼女にとって伯母（母の姉）にあたる。
失ったいのちがあり、新しいいのちがすくすくと育つ。家族のきずなは未来へとつながっていく。当たり前のこと？　いいえ。大切な人のいのちを見送った家族にとって、新しいいのちは生きる希望と幸せを運んできた。小さな少女の夢は、お姫様からはじまり無限に広がっていくことでしょう……。星になった伯母さんが見守るなかで。

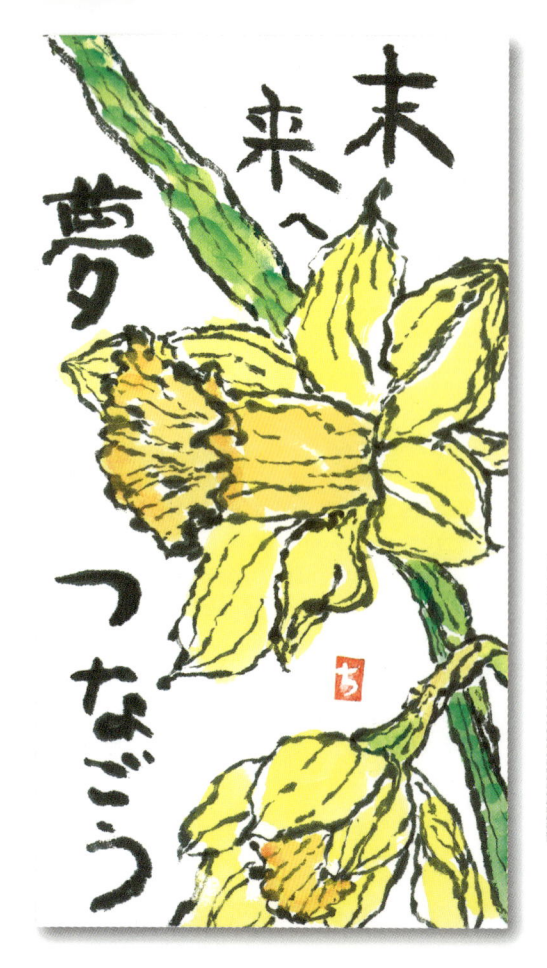

末来へ 夢 つなごう

田上千恵美さん（絵手紙）
東京女子医大移植者の会「あけぼの会」会員。腎臓移植者。
Life Bridge Japan の「想いをつなぐアート展」に毎年、絵手
紙を送っていただいています。
ひときわ存在感がある、おおらかな作品が印象的です。移植の
時は大勢の方々に応援してもらったのかな……。彼女の想いを
絵手紙にのせて、悩んでいる人、困っている人に応援エール
を送っています。

患者・家族として考えること、そしてできることは

川口和子

1997年9月、臓器移植法が施行されて、20年が経ちました。諸外国では、移植医療は医療として確立されているにもかかわらず、日本では法律がなければ医療として認められないと言われ、患者・家族の長年の活動が実り成立した法律です。しかし、15歳未満からの脳死下の臓器提供はできず、その後、幾度となく小児からの臓器提供ができるよう各方面に働きかけることになりました。

2008年国際移植学会のイスタンブール宣言と、それを受けた2010年のＷＨＯの臓器移植新指針の「移植が必要な患者の命は自国で救うこと」を受けて、「本人の同意がなくても家族が本人の意思を忖度して臓器提供を行うことが可能」という改正臓器移植法が2010年7月施行されました。それに伴い15歳未満の人からの脳死下臓器提供も可能となりました。

改正臓器移植法施行から2年後に、6歳未満の国内第1例目の臓器提供がありました。その後2017年5月までの5年間では7例に留まっています。その間、海外渡航心臓移植件数は毎年増加する一方です。国内の心臓移植の7倍近い子どもが渡航しているのも現実です。

渡航移植費用の募金額は1人3億円にも上

り、この膨大な金額を短期間に集めなくてはなりません。幸い日本では募金に親身に協力してくださる方がたんさんいらっしゃり、募金額はほぼ達成されています。しかし、国内での臓器移植問題になると消極的でなかなか前に進まないという矛盾を抱えています。

日本の臓器提供件数は諸外国に比べて格差が大きすぎます。人口100万人当たりスペイン39.7人、アメリカ28.5人、フランス27.5人、韓国10.0人ですが、日本は0.7人ととても少ない人数です（2015年調査）。

「子どもの死に対しては、とても難しく慎重に検討する」という意見がいまだに払拭できていないのでしょうか。小児科、小児救急科なども消極的です。子どもの死に対する親の想いはどんな国の人でも同じだと思います。つらい苦しい悲しみのなかで、他国の子どもに提供してく

ださっています。日本でも、このような移植医療体制づくりができるようになってほしいと願います。

将来は諸外国からの患者を受け入れるまでの医療体制ができてこそ、真のおもてなしの心の国になるのではないでしょうか。

私たち患者・家族ができることのひとつとして、臓器提供意思表示カードを身に付けてアピールをしていくことは、とても大切なことだと思います。脳死移植でしか助からない臓器「心臓」に密接に関わる患者会の姿勢をたえず示していくことが大きな拡がりの第一歩だと思います。

最近は、全国展開での渡航移植募金活動が活発になりました。ただ、募金の後に国内での脳死移植に関心を持ち活動されている方の話はあまりうかがったことがありません。いのちの大

切さ、募金活動の大変さを身近に知ったからこそできる、国内での臓器提供への啓発活動の輪を拡げていただけたらうれしいです。

川口和子さん……東京たま心臓病の子どもを守る会会長。心臓病のお子さんを持つ母親として、同じように心臓病を患う子どもたちと親御さんたちの支援活動に30年近く取り組んでいます。心臓移植を必要とする子どもたちの海外渡航から帰国後に至る様々なサポートや、心臓病の子どもたちが夏休みに親元を離れキャンプ生活を送る事業をしています。サマーキャンプは今では恒例となり、医療従事者と連携して毎年行なわれています。心臓病の子どもたちが日本で移植できる日がくることを願い、惜しみない支援を行なっている一人。

生体腎移植と患者会活動を通じて感じたこと

小柳啓一

私は、臓器移植法が施行された 1997 年に、父親から腎臓を提供してもらい移植、今年で 21 年、現在は東京女子医大病院の移植者が中心の患者団体「あけぼの会」で会長をしております。

今回、私が生体腎移植と患者会活動を通じて感じたことを少し述べさせていただきます。

私は、高校時代の健診でタンパク尿を指摘され、ほどなく症状が悪化して国立の大学病院を受診、告げられた病名は慢性糸球体腎炎でした。高血圧と身体のだるさはあったものの、無知と若さのために「そのうち治るだろう」などと安易に考えていました。

その後の 10 年は、就職、独立、結婚、第一子誕生など生活面で様々な変化があるなか、病状は徐々に悪化しました。妻の献身的な食事治療で腎不全保存期を 5 年まで延ばしたものの、最終的に東京女子医科大学病院で血液透析導入となりました。

週 3 日、太い針を 2 本刺されたまま 4 時間ベッドに拘束される透析は非常につらく、また針の痛みや長時間の拘束以外にも全身の痒みと足のつりやむずむず脚症候群に襲われ、夜間透

析が終わって帰宅後はグッタリと横になるだけでした。

　2歳の長男を膝に抱きながら「この子が成人するまで生きていられるだろうか?」と、自身の残りのいのちを初めて意識し、漠然とした不安に駆られる毎日を過ごしました。

　以前医師から聞いた腎臓移植に一縷（いちる）の望みを託し、図書館で調べてみたものの情報はほとんどなく、インターネットも普及する前で、なかなか移植に関する情報に辿りつけませんでした。が、趣味のパソコン通信で知り合った仲間の一人が、同じ病院で生体腎移植を受けていたことを知り、その方から移植に関するたくさんの情報をもらうことができました。実際に体験された方の意見は本当に参考になりました。

　献腎（けんじん）移植は国内での提供が少なく、ほとんど機会のないこともわかりました。父親に相談したところ、詳しい事情も理解しないまま「ドナーになる。すぐ移植をしよう!」と言ってくれました。

　「健康な父親の体を傷付けてまで腎臓がほしいのか?」。何度自分に問うたことでしょうか。しかしながら前向きな父親の姿勢に背中を押され、東京女子医科大学病院の泌尿器科で生体腎移植の準備が始まりました。

　お酒の大好きな父親は1年半の禁酒をし、たくさんの術前検査と処置を経て、「すっかりきれいな体になりました」との主治医からのお墨付きももらい、1997年7月の終わりに生体腎移植が実施されました。

　術後も順調に経過し、ドナーの父に対してはもちろん、温かく見守ってくれた家族や友人、そして手術を成功させてくれた移植医をはじめ医療スタッフの皆さんに感謝の念で一杯になり

ました。

　しばらくして仕事にも復帰し、大きなトラブルもなく免疫抑制治療（めんえきよくせい）に慣れた翌年、主治医の勉強会にて、パソコン通信で移植に関する情報をくださった方と初めてお会いでき、ようやくお礼を言うことができました。

　そこにはたくさんの移植仲間がいて、移植に関する情報交換や懇親会、旅行など、活発に活動していました。私も自然に彼らの患者会活動に参加するようになり、1999年秋に「これから移植する方や、移植後のケアに悩む方に向けた情報提供の場をつくる」目的で、移植者の会「あけぼの会」を立ち上げることになりました。私も設立メンバーの一員に加わりました。現在では会員数700名を超え、年7回の勉強会と4回の会報発送、3回の懇親イベントを実施する、国内有数の移植者の会に成長しました。

　会の活動を通じ、多くの移植者やドナーと出会いました。それぞれ感動的なストーリーがあり、新しくいただいたいのちに心から感謝をし、精一杯生きていらっしゃいました。また、多くの移植待機者にも出会い、数少ないチャンスを必ずものにするという強い信念を持ち、いつ呼び出されても良いように体調管理を万全にされながら、病院からのいのちをつなぐ電話を待っていらっしゃいました。

　移植医療は、ドナーがいて初めて成立する特殊な医療です。だからこそ一人でも多くの方に移植医療のすばらしさを知っていただきたい。そのためには、移植を経験したわれわれ移植者が元気な姿を見せることが一番だと考えます。そして、移植を待つ患者さんのいのちを長らえる手助けをすることが、われわれの使命である

と信じています。

小児の渡航移植の今昔

冨川進一

　私が旅行業界に入ったのは昭和51（1976）年4月でした。その当時、まだ1ドルが360円という公定価格になっており、海外旅行に行くのには大蔵省のドル持ち出し承認や予防注射が必ず必要な時代でした。

　入社した1年目の夏に会社の営業体制が大幅に変更になり、観光中心の営業から医師の海外出張（学会、留学など）のお手伝いが中心の業務になりました。そしてこの変革が私を渡航移植の手配へと導きました。

　国際移植学会という移植関係では当時最大かつ権威のある学会の集客、手配担当になり多く

の移植に携わる先生方にお会いし、渡航のお手伝いをさせていただきました。ところが札幌医科大学の和田寿郎教授の心臓移植の問題で日本からの演題はほとんど海外では認められず、日本からの参加者は一桁でした。その後、昭和60年代（1985〜1989年）に入ると、日本メーカーの免疫抑制剤が世界的に認められ、日本からの演題も多く採用され200名以上の先生方がこの学会に参加されるようになりました。

　平成に年号がかわったある日、いつも移植学会などでお世話になっていたJ大学の先生から「オーストラリアで肝臓移植を受ける小さな患

者さんがおられるのだが、ＶＩＳＡ、航空機の手配などを手伝ってくれないか？」とのご依頼がありました。現在もそうですが、患者さん、ご家族が治療、付添の合間に渡航の手配をするのはかなり厳しいものです。

　先生にお手伝いをお受けする旨連絡をして手配に入りました。その間、患者さんとお会いすることはなく、すべての手配が済み成田空港で初めてお会いしました。まだ幼稚園にも行っていないくらいの小さな女の子で、顔が黄疸で土色のようになっていたのが強烈な印象でした。

　先生からは「この患者さんのような容体の方が数多くおられるが、肝臓疾患の場合には子どもでも移植のチャンスがある。しかし、心臓疾患の小さな患者さんには今のところチャンスはほとんどない」とその時お聞きしました。

　その後数年の間に、小さなお子さんの多臓器移植や心臓移植の渡航のお手伝いの依頼が先生方や支援団体から多く寄せられるようになってまいりました。もちろん成人の患者さんのお手伝いもしてまいりましたが、年が経過するにつれてお子さんの手配が９割近くになりました。

　当時、心臓移植を受ける患者さんはＶＣＴ50という補助人工心臓を病院内で装着しておられました。この機械はサイズが大きく重量もかなりあったため、患者さんの渡航先への移動の際にはＶＣＴ30という一回り小さな補助人工心臓を機内に搬入することになりましたが、それでも事務机の半分ほどの大きさでかなりの重さがありました。唯一日本航空が機器の搬入を承認してくれていました。しかしながら大型の医療機器を民間航空機に搬入して患者さんを渡航先に無事に搬送するには、渡航の半年前から綿密な準備が必要でした。

その上、日本航空には機内でこの補助人工心臓の駆動電源がとれる機材が３機しかありませんでしたので、その飛行機を患者さんの渡航日前に成田空港に戻し、機器を設置しなくてはなりませんでした。航空機のスケジュール調整には数カ月を要し、機器の設置は渡航前日の夜中に日本航空の整備の方やメーカーの方々が徹夜で作業に当たってくださいました。

その後、モバートＮＣＶＣという小型で小さなスーツケースほどの補助人工心臓が開発され、この大変な作業はなくなりました。ただここ数年はＥＸＣＯＲ（エクスコア）という小児用の補助人工心臓を装着されている患者さんが主となってきています。この機器の場合には、機器その物の重量やチューブのねじれなどで発する警告音の問題で日本航空にさえ載せることもできず、往路はメディカルチャーター機を利用せざるをえません。そのため、渡航費はかさんでしまいます。

私が最初にお手伝いした当時の米国への渡航移植（心臓の場合）では医療費、渡航費、滞在費などすべて含めても数千万円だったのが、ここ十数年で３億円以上という桁違いの費用に高騰しております。

これは米国の病院へ支払う医療費が億単位になってきたことや、前述のように渡航に際してチャーター機を利用せざるをえなくなったこと、日本での待機時間が長いため、渡航の際にはかなり重症化していて渡航先で高額な医療費のかかるＰＩＣＵ（小児集中治療センター）にいる時間が長いことなどが原因となっています。募金活動をされているボランティアの方々のことを考えると心が痛みます。

現在までに100名以上の小さな患者さんの

お手伝いをしてきましたが、なぜ国内で移植を受けさせてあげられないのかと常に思っています。すでに患者さんを受け入れてくれる国も米国やカナダなどの限られた国だけになってきており、もう待ったなしの状況です。行政のもっと大胆な移植に対する啓発活動に期待したいものです。

冨川進一さん……ツーリスト業界で、渡航移植が必要な大勢の子どもたちを陰で支えています。国際移植者組織トリオ・ジャパンの荒波ご夫妻から、日本の移植事情を理解し力添えを惜しまない、なくてはならない方と聞いていました。出会いは、トリオ・ジャパン設立25周年記念パーティー会場、その後 Life Bridge Japan の「想いをつなぐアート展」に足を運んでいただきました。いのちを運ぶ彼らの仕事と想いを是非皆さんに届けたく、執筆をお願いしました。

補助人工心臓を装着した上での渡航心臓移植は、搭乗者の安全性の問題からチャーター便を使用するしかありません。チャーター便には移植を受ける患者とご家族、医師、看護師だけが同乗、高額な費用はすべて患者が負担しています。患者家族の苦労を身近でご覧になり、皆さんが元気で帰国されることを心から応援してくれている方々がここにもいます。大勢の温かい応援があって、一つのいのちがつながります。

臓器移植に想う

角藤和久

ドナー不足と再生医療

日本において、現在、臓器の機能不全により移植を待ちわびている人は分かっているだけでも1万3,000人以上いる。

それに対し、肝臓移植に限ってみても、移植を受けられる人は年間450人程度である。あまりにも少ない。それもうち9割弱が生体肝移植であって、脳死肝移植は1割強にすぎない。

世界的にみても臓器を問わず著しいドナー不足である。再生医療で注目されているｉｐｓ細胞の研究を通じて、ヒトの臓器を作りだし、それを臨床適用にまでこぎつけられればと願わず

にはいられない。

5年ほど前の2013年に、横浜市立大学でヒトのｉＰＳ細胞から血管構造を持つミニ肝臓が作りだされた。ヒトの肝臓原基（肝芽）を生体内に移植し、生体内で機能する肝臓に育てるという発想のようであるが、現在、その臨床応用の可能性、時期についてはよく分からない。

また昨年、2017年11月23日に東京慈恵会医科大学が腎臓のもとになる前駆細胞から「尿を排出する機能」を持つ腎臓を再生させることに成功した（第二段階）。すでにｉＰＳ細胞から腎臓の前駆細胞をつくる方法は確立されてお

り（第一段階）、さらに第三段階の尿を体外に排泄させる経路をつくる方法も確立されているので、上記第二段階の成功で「拒絶反応のない腎臓の再生」への希望が大きく膨らんだというのである。

約33万人の血液透析患者のうち、現在約1万人の人々が腎臓移植を求めているが、その期待に応えられる日が来るのかもしれない。

移植の安全性と透明性

ただ、今一日も早い移植を待ち望んでいる大人や子どもたちにとって、待ったなしの厳しい状況は何ら変わっていない。

昨年（2017年）の10月19日、厚生労働省の審査部会で生体腎移植のうちの病気腎の移植をやっと条件付きで先進医療として認めることとなった。病気腎の移植の安全性、透明性は未確立であり、それについては公的医療保険の対象外であるが、「保険診療との併用」を認め、進めていこうとするものである。

提供者の腎臓に直径7センチメートル以下のがんがあり、がんに侵された部分のみの切除が難しく、全摘しなければならないケースで、その提供者が移植に同意してくれた場合、がんの部分を取り除いた腎臓を腎不全患者に移植することが「国の枠組み」のもとで認められることになったというわけである。腎臓移植を待ちわびている患者にすれば、少しでも治療の機会が増えることにはなる。

しかし、前述の病気腎移植が前提とする腎臓の「全摘出」のケースは医療技術の進歩と共に減少中である。どんどん部分切除の技術が進歩し、「全摘出」のケースが減る流れにある。病気腎移植の安全性、透明性を慎重に見極めつつ

一人でも多くの患者に腎臓移植の希望を与えられれば幸いと思うのであるが……。

また、忘れられないのは2016年3月30日神戸地裁から破産開始決定の出た神戸国際フロンティアメディカルセンター（ＫＩＦＭＥＣ）の生体肝移植の経緯とその教訓である。

ご承知のように、ＫＩＦＭＥＣは、2014年11月17日に神戸市中央区ポートアイランドに開設され、わずか1年4カ月で閉院となった。この間、生体肝移植9例中5例が死亡（手術後1カ月以内の死亡）し、その体制の不備や治療レベルが問題とされ、その改善が求められたが、真摯な対応は見られず、結局、負債総額が約43億円を超え、破産した事件である。

日本移植学会は、生体肝移植手術についての第三者評価委員会の設置と評価の実施を求めたが、ＫＩＦＭＥＣは、これに応じなかった。

このＫＩＦＭＥＣ（田中紘一理事長）の対応には専門医の間でも様々な意見があった。感染症専門医やＩＣＵ専門医、病理医などが揃っていない体制が問題だと言っても、それら専門医が揃っていても救命とはならない。あくまで主治医の技量と患者選択の問題であって、そこに踏み込める外部専門医はいないと言わざるをえないといった指摘である。

しかし、主治医の技量や患者の適合性の点も含めて、外部専門医らが各手術について十分な情報の提供を受け、その問題点をあぶり出し、移植手続きの透明化と具体的な改善措置を図る努力を尽くすべきは論をまたない。現在、その客観的基準がないといって切り捨てることは許されないのである。

移植医の重要な役割

　生体間での臓器移植のドナーに焦点をあてて考えてみる。

　家族（親族）は、本来自らの臓器を提供する権利があるという側面（ドナーとなる）があるが、それは医学的な理由で当然制約があると共に、逆に適合性があったとしても提供する義務は絶対にない。健康な親族にとってドナーとなって摘出手術を受けることは「リスク」でしかないのである。

　周囲の親族が、ドナーとなり得るのは身内のあなただけだからと言って、患者を救うために特定の親族がドナーとなるべきだというプレッシャーをかけてはいけない。

　その親族が精神的に追い込まれることのないよう手続き的な担保も必要である。

　他方で、ドナー本人がその移植手術が成功する確率が低くても私は提供したいというケースもある。しかし、これも客観的に成功の可能性が低ければ移植医は十分説明を尽くし移植を勧

角藤和久さん……東京芝法律事務所弁護士。獨協医科大学医学部特任教授（医事法制）、獨協学園理事。数多くの医療訴訟を担当、日本の移植事情にも詳しい。主な著書に『医療は負けない！─モンスターペイシェントとどう向き合うか─』（共著、医学評論社、2011年）、『弁護士マルさんのQ＆A』（共著、中央学院大、1997年）、論文に『大野病院事件を通して法と向き合う』（東京医学社）などがあり、全国から講演依頼も多い（「医療事故調の現況と実践的対策」（於：日本肝移植研究会）、「人権と憲法」（複数の公立中学校）、「モンスターペイシェント」（於：青森県医師会、関西医大など）、「精神科における医療事故の現況と対策」（於：宮城県立精神医療センター）などはその一部）。Life Bridge Japan会員でもあり、法律の専門家の立場から移植医療への想いを綴っていただきました。

めてはいけない。

　要するに、日々その客観的基準の確立をめざし、その基準がクリアできなければ、関係者がドナーを希望する、しないにかかわらず、ドナーとすることはできないという体制づくりも極めて大切である。

　生体間での臓器移植についてはレシピエントの健康状態、ドナーの健康状態、その病院の手術の分担の体制、移植手術の具体的手技などについて、より一層の客観的基準の具体化の努力が求められているのである。

臓器提供は万人共通のテーマのはず

木村良一

きっかけは臓器移植法の取材

あれからこんなに時が流れたんだ。昨年（2017年）10月、臓器移植法の施行20年を迎え、感慨無量な気持ちになりました。というのは私が移植医療の取材を始めたきっかけが、臓器移植法だったからです。

当時、旧厚生省の記者クラブに籍を置いて医療問題を取材する産経新聞社会部の記者でした。

振り返ってみると、施行前年の1996（平成8）年は、病原性大腸菌O 157の集団食中毒、薬害エイズ事件、厚生事務次官が逮捕された汚職事件……と大きなニュースが続きました。

そして同年12月、臓器移植法案が国会に再提出され、脳死移植がクローズアップされるようになります。国会では「脳死は人の死か、否か」という論議が続き、最後には「臓器移植に限って脳死を人の死とする」と手を入れられ、臓器移植法は1997年6月17日に成立し、10月16日から施行されました。

1968（昭和43）年の和田心臓移植以来、凍結されていた脳死移植が日本国内でもやっと合法的に行なえるようになったのですが、脳死のドナー（臓器提供者）は年間平均7.5人と極端に少なく、そんな状況が10年以上も続きました。

そこで2009（平成21）年7月、家族の同意だけでも臓器提供ができる改正案を成立させ、翌年7月から施行されました。

その結果、脳死ドナーは二桁に増えましたが、年間数千人のドナーが出る欧米の足元にも及ばず、人口100万人当たりのドナー数は世界最低レベルのままです。

死を明るくする起死回生の医療

なぜ日本はドナーが少ないのか。国民性が脳死移植に向かないのか。ドナーを増やすにはどうすればいいのだろうか。

ドナー不足を目の当たりにして考え込み、同時に移植医療にさらに関心を持つようになりました。

移植医療の取材を続けるなかで、移植を受けた患者とその家族、患者を守る移植団体のメンバー、それに移植医と多くの人々に会いました。彼らと接触することで理解が深まっていきます。

なかでも臓器移植法案が国会に提出されたころに知り合った移植医の太田和夫氏（2010年7月、79歳で死去）は、記者人生の中で大きな存在となりました。

太田氏は東京オリンピックの年の1964（昭和39）年に日本初の生体腎移植を東大第二外科で成し遂げ、その後東京女子医大に移って腎臓病総合医療センターを設立。数多くの移植手術を手がけ、臓器移植を夢の医療から日常の医療に定着させました。

高名な外科医にもかかわらず、偉ぶるところがなく、この私に臓器移植という医療を基礎から教えてくれました。

あのころ、和田心臓移植への反省から人が亡

くなるのを待つような医療は推進すべきなのだろうかとの慎重論があり、私も悩みました。

　そんな私に太田氏は「人の死をもって人の命を救う臓器移植は起死回生の医療で、唯一、暗い死を明るくできる」と話してくれました。もちろん脳死については明確に「科学的に人の死だ」と主張されていました。

人は身近なことに関心を持つ

　太田氏は私にとって師匠でした。私はますます移植医療に関心を持ち、取材にのめり込んでいきました。その取材の結晶が、拙著『移植医療を築いた二人の男―その光と影』（産経新聞社、2002年）です。

　太田氏からは臓器提供について拒否の意思を表示する「オプティングアウト」という制度も教わりました。

　スペインなどの欧州では脳死になっても臓器を提供したくない場合は、あらかじめ公の機関に拒否の届け出をしておきます。そうしないと、提供の意思があるとみなされます。つまりすべての人に移植医療に関心を持たざるをえなくさせ、結果的にドナーを増やしていくのです。日本もこの制度を導入すべきです。

　生体肝移植で父親の河野洋平氏に肝臓の一部を提供した外相の河野太郎氏は当初、脳死移植に反対の立場を取っていました。しかし自らがドナーとなったことで、健康体を傷つけなければならない生体移植に疑問を感じ、脳死体からの移植を増やすことの重要性に気付き、臓器移植法の改正案の土台まで作り上げました。

　人は自分の身近なことでないと関心を持たないのです。私も太田氏との出会いなどがなければ、移植医療をライフワークのひとつにはしな

かったでしょう。反対にきっかけさえあれば、深く考えるようになります。

それにしても臓器提供という行為はすべての人に共通するテーマのはずです。なぜならドナーには死が付いてきますし、その死は万人に訪れるものだからです。

木村良一さん……ジャーナリスト・作家。日本医学ジャーナリスト協会理事。日本臓器移植ネットワーク倫理委員会委員。同ネットワーク役員候補者選考委員会委員。日本記者クラブ会員。日本マス・コミュニケーション学会会員。元産経新聞論説委員・編集委員。元慶應義塾大学非常勤講師。著書に『移植医療を築いた二人の男—その光と影』のほか、『臓器漂流　移植医療の死角』（ポプラ社、2008 年）、『パンデミック・フルー襲来—これが新型インフルエンザの脅威だ—』（扶桑社新書、2009 年）などがある。ジャーナリストを代表して日本の移植医療の歴史と問題点について綴っていただきました。

足あと

芦刈淳太郎

　突然ですが、30,000 という数字を聞いて皆さんは何を思い浮かべますか？

　地球の赤道周囲？　移植の希望登録者数？　一生涯の心拍数？　月までの距離？　今月のお小遣い？

　正解は「時間」です。もっと具体的に申し上げますと、われわれに与えられた時間、ヒトの寿命です。

　ご存じの通り、日本は世界有数の長寿国です。日本人の平均寿命は、男性 80 歳、女性 86 歳。男女平均だと 83 歳です。

　83 歳 × 365 日、そう約 30,000 日です。

　オギャーと生まれた瞬間の赤ん坊があと 30,000 日。

　振袖を着た新成人はあと 23,000 日。

　私はあと 13,000 日。おっと、年齢がバレちゃいますね……。

　そして何時ぞやには 0 日。あまり考えたくはないですが……そうです、私も、皆さんも、確実に 0 日に向かっているのです。

　臓器移植コーディネーターとして、臓器提供の現場と向き合っていると、どうしても死を意識します。

亡くなりゆく患者さん。その患者さんに向き合うご家族。突然訪れた悲報。疑問……否定……怒り……悲嘆……そして受容。様々な反応が現れます。当然の反応です。

　その中でご家族は、本人の人生、つまり生き様について考えることがあります。

　「ポックリ逝くのはこの人らしい」「最後の最後まで迷惑かけやがって」「いつも人のためになることをやっていた」……

　このようなご家族もいました。

　「この人は人様に迷惑ばかりかけていたので、せめて最期はお役に立てないか」

　そして臓器提供の申し出をされました。どんな迷惑をかけてきたのでしょうか……それ以上は聞けませんでしたが、ご家族の意思を尊重し、無事にご提供いただきました。

　2017 年は、臓器移植法が 1997 年に施行されてちょうど 20 年になり、脳死下臓器提供が累計で 500 件を超えました。ご本人やご家族には、臓器提供の決断に至った想いがそれぞれにあります。私たち移植コーディネーターは、その想いに耳を傾け、成し遂げられるようにお手伝いするのが役割です。結果として、心臓停止後の臓器提供事例も含めて、5,000 名以上の患者にその想いをつなげることができました。

　これからも、お一人でも多くのご本人やご家族のお手伝いができることを願っています。

　ちなみに、地球の赤道周囲は約 40,000 キロメートル、移植の希望登録者数は約 14,000 名、一生涯の心拍数は約 20 億回、月までの距離は約 380,000 キロメートル、私の今月のお小遣いは……内緒です。

話が逸れましたが、人生80数年と聞くと、どうでしょう、私はまだまだ先のことのように思えて、ちょっと長く感じてしまいます。でも人生30,000日、しかも1日ずつ着実に減っていくと考えるとドキッとします。

　そんな自分の人生の終わりに、誰かの生命を救うことができるのであれば、とても素晴らしいことだと思いませんか？　私は、この地球上で生まれたからには、どのような形であっても、自分の生きてきた足あとを残せたら幸せだと思っています。

芦刈淳太郎さん……公益社団法人日本臓器移植ネットワーク（死後の臓器提供に承諾するドナーやその家族の意思を活かし、臓器移植を希望するレシピエントに最善の方法で臓器が贈られるように橋渡しをする日本で唯一の組織）に所属するチーフコーディネーター。数多くの臓器提供の橋渡しを手がけてきた日本を代表するドナーコーディネーター。

移植医療に関して考えること〜人医療と獣医療の違いから〜

中條哲也

私は移植医療発展のためのプロジェクトで現役員の皆さまとご一緒していた関係で、Life Bridge Japan には設立当初から参加させていただいています。当時は学生でしたが、現在は獣医大学附属動物病院の教員兼獣医師として、犬・猫の専門臨床及び獣医療の研究・教育に従事しています。

近年、獣医療の水準はどんどん上昇しており、この変化は一般の方々がご想像される以上です。ＣＴやＭＲＩ・胸／腹腔鏡・関節鏡・放射線治療機などの先端設備を揃え、各専門科に分かれた大規模病院が中核都市に増加しているほか、個人開業の動物病院であっても実は人医療のクリニック以上の設備を有する施設も少なからず増えています。

このような獣医療の進歩の背景には、獣医師側の努力だけでなく、飼い主様の意識の変化が大きく関わっています。昔は動物の体調不良の多くは「しかたない」「寿命だ」などと捉えられ、積極的な治療を希望される方の割合はそれほど多くなかったと聞いています。それが近年では、人間同様、病気の早期発見のため定期的に健康診断を行なうという考えが一般的になってきています。

さらには、心臓や脳の手術、人工関節の設置や悪性腫瘍に対する放射線治療などの高度先端医療も一部の病院では可能になってきました。これらの施術には、非常に高額な機材と膨大なマンパワーを必要とし、保険に加入していなければ100〜200万円にも及ぶ治療費を要することもありますが、それでも「うちの子」に最善の医療をしてほしい、という患者様は日々増えています。

　事実、犬猫の平均寿命は1990年時点でそれぞれ8.6歳／5.1歳であったのが、2017年には14.36歳／15.04歳に延びています。是非はともかく、これは驚嘆に値する変化ではないでしょうか？

　さて、実はこうして高度化していく獣医療の中でも、あまり発展・普及していかない分野が移植医療なのです。なぜなのでしょうか？

　移植の適応疾患が動物にないわけありません。例えば、猫の死因のトップ3には慢性腎不全が含まれますが、腎臓移植が成功すれば余命を改善できる可能性は大いにあります。世界的に見れば一部の獣医大学では腎臓移植が行なわれていますし、日本でも過去に成功例が報告されています。そしてさらに、研究のレベルでは各種動物の臓器移植は一般的に行なわれています。

　それではなぜか。私はおそらく、ドナーに関する事情の違いが大きいのではないかと考えています。極端な話として、自分の飼育動物を愛するあまりに自分の臓器を移植してでも助けたい、という人がいたとしても、現状では人間の臓器は犬・猫には提供できません。

　それではどこから移植のための臓器を手に入れればいいのでしょうか？　まさか野良犬や野

良猫を捕獲してとってしまえ、などと言う方はいないと思いますが、例えば知人の飼育する動物から、というのはどうでしょう？　仲の良いご友人や、ご兄弟がドナーに適した動物を飼育しているとしたら、その動物たちから（生前にしろ、死後にしろ）臓器をもらい受けることは倫理的に正しいでしょうか？　あるいは、ご自身で複数頭の動物を飼育されている方であれば、自分の所有する別の健常な動物から、病気の動物に臓器を移植するのは？　もしくは、病気になった動物と血縁関係にある動物、すなわちその親兄弟からの提供であればどうでしょうか？

　当然、前述のどれは正しくて、どれは正しくないのかなどという議論がしたいわけではありません。ただ、百パーセントの確信を持って、これはＯＫ、それはＮＯと線を引ける方はなかいないのはないでしょうか？　獣医療における移植医療の倫理的な線引きは人医療以上に困難なのです。

　何を現実離れした話を、と思われるかもしれませんが、実際に飼育猫が腎不全という診断を受けた時に、新しい猫をペットショップで購入し、その子猫から病気の猫への腎臓移植を獣医師に迫った事例もあったと聞きます。

　こう考えてみると、移植医療という医療形態、そして人間という存在の特殊性が浮き彫りになるように思います。個人的には、人類だけがこの世界で唯一の尊い生物だとは考えていませんが、他人のために自分の臓器を差し出そうという意思を持てること、それを他者に表明するための手段があること、そしてそれを実行にうつすだけの技術を持った仲間がいること、などを考えると、人間とは素晴らしい存在だなぁ、と

も思うのです。

　Life Bridge Japan の活動に携わっていなければ、自分にとって移植医療というものはあくまで専門外の一医療分野にすぎず、深く想いを馳せることはなかったと思います。10 年間、各方面で移植医療に関わる皆様の声を身近に感じられる環境に身を置かせていただき、このような想いを抱くにいたりました。

　今後さらに国内外で移植医療が発展し、多くの皆様の幸せにつながっていくことを心よりお祈り申し上げます。

中條哲也さん……関東圏の獣医大学附属動物病院に勤務する獣医師。学生時代から移植臓器の保存に関する大動物実験の手術を手伝う。人の健康を維持する裏には、人知れず動物たちのいのちの犠牲が伴っています。医学研究もその一つ。国立成育医療センターの先端医療開発室の共同研究員として、ヒトを対象とした研究プロジェクトにも協力しています。

IV いのちの輝き、いやし

響き合う絵と心

松野蓉子

　旅をして美しい風景に魅せられ、人々との出会いがありました。

　その土地土地の花と土産品が「旅の仲間たち」として私の絵の中で生き続けています。

「泉の涌くまで自分の足元を掘れ」ということばに惹かれ、どう生きたいかを自問してきました。

　心が形になり、厳しさがあってこそ良い作品が生まれる、と信じて。

　生命のかぎり夢と色彩と構図を追い求めたい。

　たとえ私の絵が未完成交響曲でも。

松野蓉子さん……札幌ユネスコ協会理事。国際ソロプチミストなど長年にわたり社会奉仕活動に取り組んでいます。第1回「私のみちのりコンテスト」ローマでグランプリ受賞。サロン・デ・ボザール国際交流美術展、その他多くの美術館にて出品、受賞歴多数。Life Bridge Japan が主催している「想いをつなぐアート展」では、人々に元気を届ける絵を毎年出展。89歳を迎え、平和と幸福を願い、人々に笑顔を届ける油絵を描き続けています。

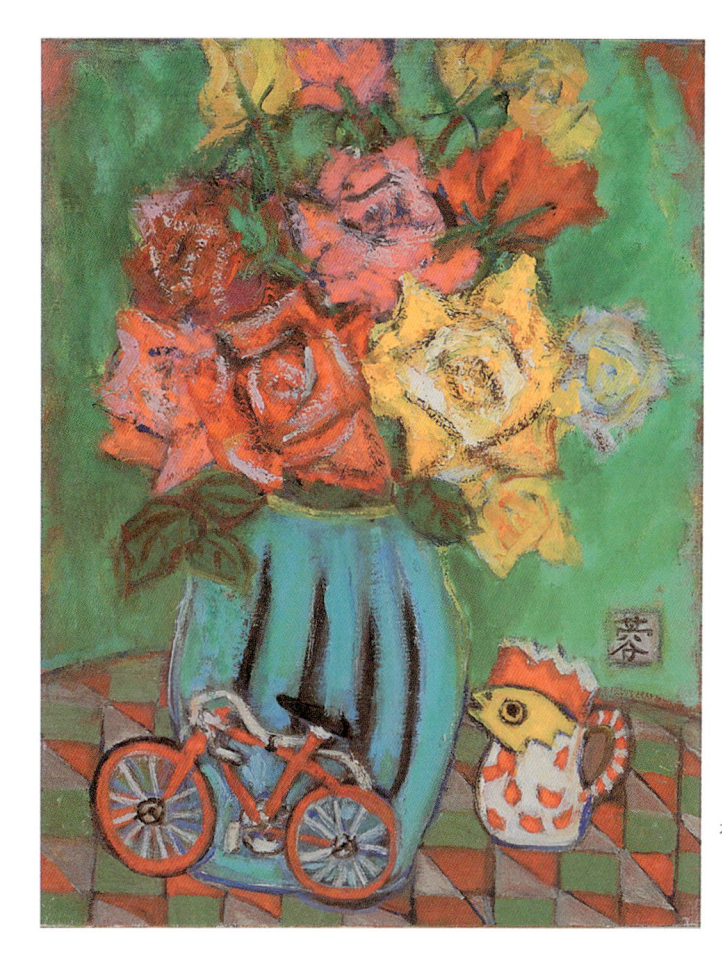

花と仲間たち（油彩　F 12号）

つながる家族　ともしびのもとへ

長田弘美

たった一人のさぼてん君が　小さな灯（ともしび）を一つ持って
それぞれの木の株にいる　灯を持つ家族の皆さんとつながって

そしてまた次の家族とつながって
大きな灯のもとを　めざしていきます

家族といっても
血のつながりのない　同じ思いでつながった家族もいたりして
いろんな家族のあり方があります

それぞれの家族だって　いつもいい事ばかりじゃありません

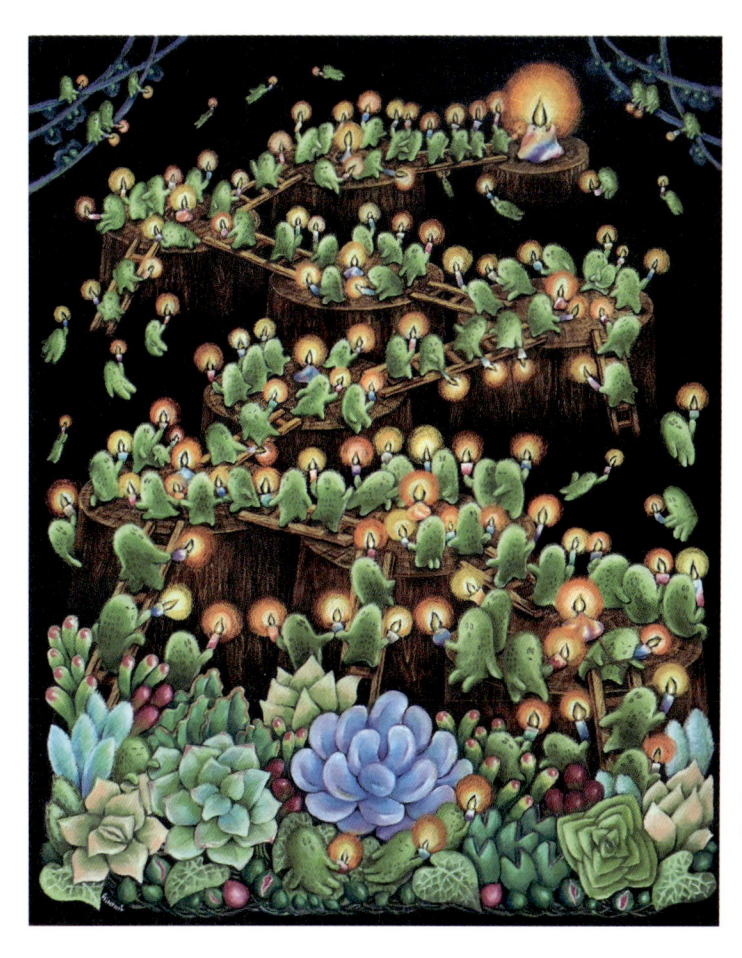

「つながる家族　ともしびのもとへ」
（第 48 回元陽展〈2017 年〉、チョークアート 15 号）

だけど
となりとつながり　またそのとなりともつながって

一人ではできないことも
みんなでなら　大きなところをめざしていけるよ
そしてそこから大きなパワーをもらって
自由に飛びたつこともできるんだ

——そんな想いで描いた作品です

長田弘美さん……チョークアートの作家さん（チョークアート工房 hiromi）。作品づくりを通して闘病中の方を励まし、移植医療の普及啓発活動を支援くださっています。自らも乳がんを患い闘病生活を送りました。今は病気を克服、元気ハツラツ創作活動に熱中しています。大好きなサボテンをモチーフとした代表作品の数々に並び、最近では風景画にも挑戦しています。毎回ギャラリー入口に立つ「想いをつなぐアート展」の看板は、彼女の制作によるものです。

雲上の楽園

大木章子

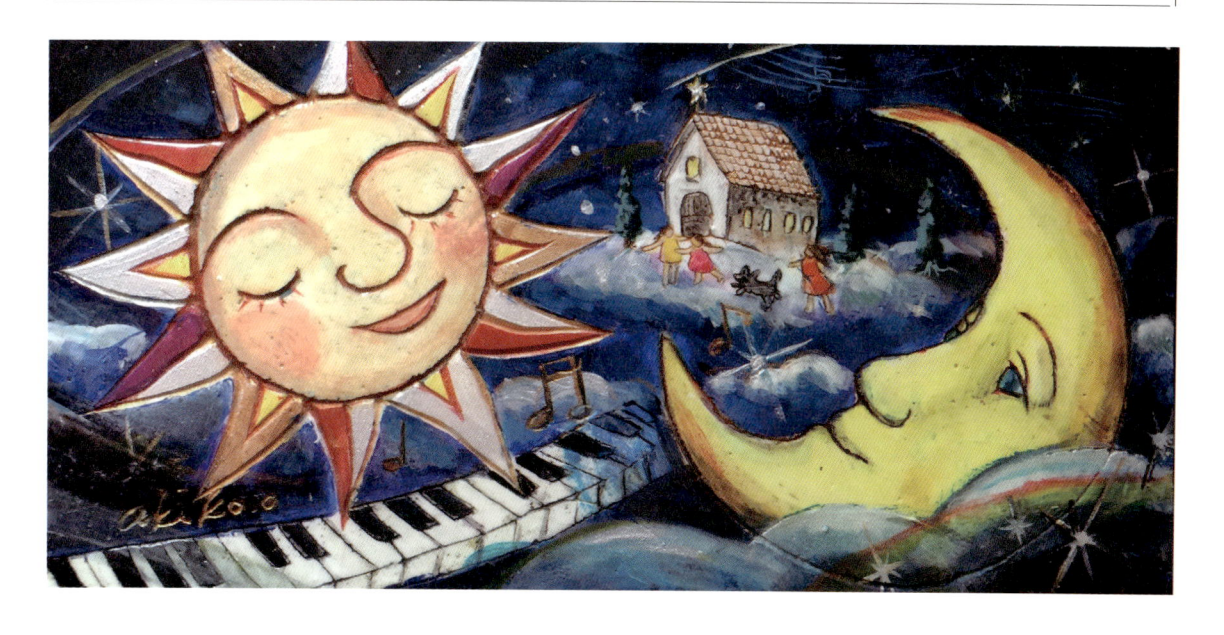

私は、ずっと絵を描く仕事をしています。画業は大変かと聞かれますが、これまで絵を描くことで自分を励ましてこれたように思います。

　自分に残された時間を考えたら、美術のためにもっと使いたいと思いました。

　自分のためだけに生きようとすると、そこにはギクシャクした世界ができますが、他者のために心や時間を使う人が増えたら、いろんな愛も生まれるし、つながりから勇気や希望も生まれ、世界が楽になると思います。

　美術の世界にもそんなことで小さな貢献をしたい。

　それが一昨年（2016年）、私が画廊をはじめた気持ちです。

　画廊には毎日いろんな方が集います。絵描きも、会社員も、子連れのママも、学生さんも……。

　私にとって、ここで出会った人たちが語り合っているのを見るのは大変嬉しいことです。

　人が集い、つながり、やさしい世界が広がっていくことを願っています。

大木章子さん……ギャラリーＳＩＡＣＣＡ代表。作家。彼女との出会いは、銀座松屋での特設展示販売で、艶やかな色合いの陶板画に一目惚れしたことでした。彼女の作品の代表的なモチーフである太陽や月、フクロウやイルカが明るい希望と安らぎを与えてくれ、まさに移植医療に通じる思いが満ちていました。これがご縁で、Life Bridge Japan のパンフレットの原画を持ち込んで、オリジナル時計の制作に協力をいただきました。銀座のギャラリーＳＩＡＣＣＡでのワークショップにも会員たちと参加し、皆で思い思いにつくった時計は「想いをつなぐアート展」に展示しました。絵を描くことでしか協力できませんが……といつも謙虚に、だけど精いっぱい気持ちに応えてくださり、ありがとうございます。

臓器移植は、ドナーの想いと共に生きていくことから、複雑な心模様に悩む方も少なくありません。ことばや文字で表現しにくい想いを、アートに重ね、アートから勇気をもらい、希望を抱き、慰めてもらう。そんな力を持った彼女の作品を多くの人にご覧いただきたいと思います。

"Share your life　Share your decision"

K I YOKO

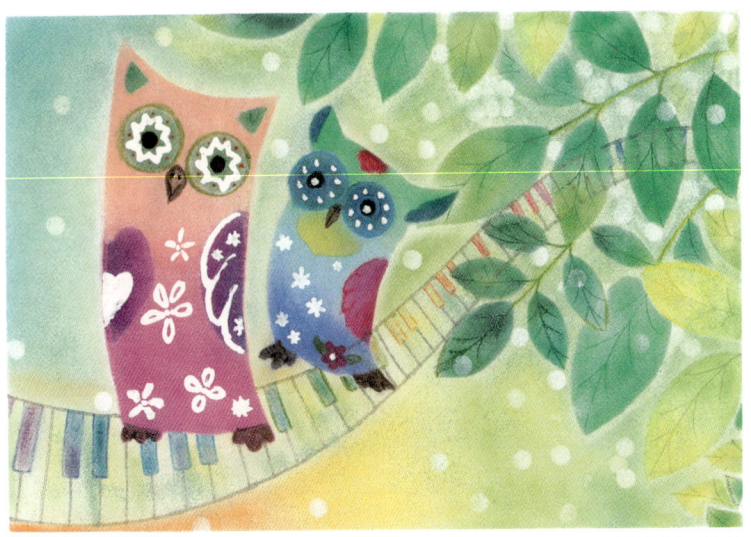

パステル画　B5大

私の願い　求める社会

今ここに　生きている素晴らしさ　あなたにも感じてほしい

緑の草木が風にゆらぎ　ハートを震わせひらかせる

緑が育つ大地に生きる　受容と調和　愛とやさしさ　希望が灯る

いのちは　魂とともに　永遠に輝き続ける

私を必要としてくれる　あなたがとなりにいてくれるから

共に輝き　共に笑い　共に生きる

いのちは大切に育まれ　未来へと紡がれていく

平和と幸福の　メロディーを奏でながら

Gift of Life　それは　いのちを愛おしむ　まごころの贈り物

"Share your life　Share your decision"

KIYOKOさん……息子の肝臓移植がきっかけで移植医療と出会う。その後、移植を受ける立場から移植医療の患者支援に携わることとなった。世界から著しく立ち後れている日本の移植事情の問題を社会の中で解決していく必要性を感じ、微力ながら自分ができることをしようと思い立ち、今に至る。

目覚め

瀬戸島宏枝

　これは、移植手術直後にＩＣＵの窓から見た空の絵です。術後、はじめて見た真冬の空は澄み渡った青い青い空で、15 年を経た今でもくっきりと記憶に刻まれています。

「空だ……」。ただ空を見て、そう思っただけなのに、不思議と「生きているんだ」という実感が湧いてきました。当時、自力では立つことも起き上がることすらできない状態で、不安と苦痛でいっぱいいっぱいだった私は、その時ようやく少し前向きな気持ちになれました。

「いつか必ずこの空を描こう」。3 年後、この絵を描き上げました。あの日見た青い青い空の「青」を追いかけて。あの時感じた、きっと一生に一度の感覚を写し取ろうとして。

　そして、私を救ってくれた人たちへの感謝の思いを筆に込めて。

> **瀬戸島宏枝さん**……血液型不適合の母親からの生体肝移植を受けました。美術学校で日本画を専攻。感謝の気持ちや伝えたい思いは、ことばにかぎらず美術を通しても伝えられます。「想いをつなぐアート展」の企画運営を担当。

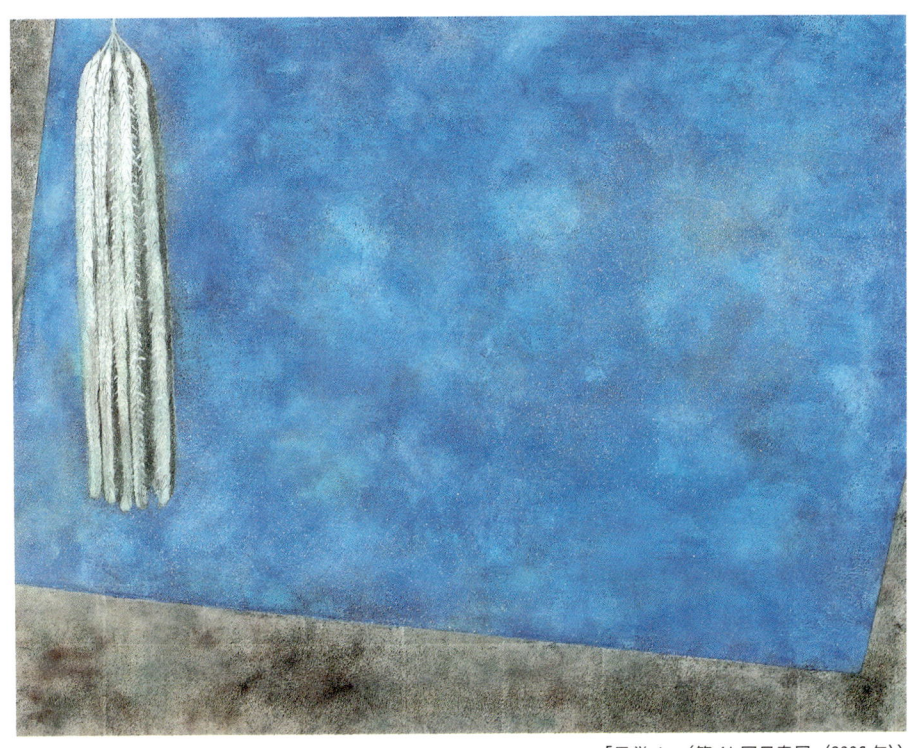

「目覚め」（第 41 回日春展〈2006 年〉）

蝶

平野俊彦

　日が傾くにつれ、青い空が徐々に黄金色に染まり、やがて 橙 色へと変わっていく。その移りようの早さは、一日のそして人生の短さとはかなさをも感じさせる。

　地平線に落ちる寸前の、初夏のやんわりとした西日が今、大学構内の研究棟の一角にある一面ガラス張りの廊下を、やさしく温めていた。

　私は大学院の学生であった。

　実験研究の手を休め、廊下に出た私は、おりしも窓ガラスの向こうに悠然とそびえる朱色の夕陽を眺め、ほっとひと息ついた。

　ひっそりと静まり返った研究棟の廊下には、他に人影もなく、それまで長時間実験に没頭し、張り詰めた研究室の空気に支配され続けていた私は、束の間の休息に身を投じていた。

　ふと、西側に面した窓ガラスの一角に目をやると、何か動くものがあった。

　蝶だ。

　それはコーヒー色をした、まるで蝶と呼ぶにはふさわしくないような地味な昆虫であったが、確かに蝶だ。いつか図鑑で蛇目蝶というのを見たことがあったが、きっとそれだと思った。両翼には、草食動物のつぶらな瞳のような、丸く大きな紋様があった。

蝶は窓ガラスに吸い付くようにとまり、ガラスを通して夕陽を一心に見つめていた。そして蝶は、一定の間隔をおいて、ガラスの向こう側をめざして飛んで行こうと、必至の挑戦を幾度となく繰り返しているのであった。

　窓ガラスから飛び立ってはとまり、そしてまた飛び立つ。

　こんなことを、彼は一体もう何時間続けていたのであろうか。

　彼が進もうとする方向はただまっすぐ前方のみであり、横や後ろには見向きもしない。壁にはめ込まれた特殊ガラスの窓である。いくらもがいたとて、このいたいけな蝶に外の世界への通路が開けるはずもなかった。

　おそらく蝶は、東側の研究室の窓の隙間から、建物内に迷い込んで来たのであろう。そして彼の習性は、薄暗い研究室から西日の輝く廊下へと彼を誘ったに違いない。

　蝶は昆虫だ。少しでも明るいほうへと、一方向にのみ進む。

　やがてその先には、もう二度と元いた花や木や水や緑のある世界へ帰ることのできない仕組みの、透明の厚い壁が彼を待ち受けていた。

　蝶のいたふる里は今、ガラス窓を通して、蝶の眼前一杯に広がっていた。そしてその世界は、蝶がとまるガラスの、ほんの数センチ向こう側にあった。しかし、その透明の壁を通り抜けてふる里に戻って行くことは、蝶にとってはかなわぬ夢であった。

　さりとて蝶には、もと来た路を引き返す選択肢などなかった。そんなことなど知らぬ蝶は、ただ眼の前に広がる赤い光の世界へと飛び立つ果てなき挑戦をいつまでも止めなかった……。

突然、研究室から私を呼ぶ声がした。私の指導教官の教授であった。

私はその瞬間から、蝶のことを忘れた。

二日が流れた。

休日明けの朝、私はまた大学の研究室にやって来た。

エレベーターを降り、研究室がある階の廊下に出た時、私は思わず立ち止まった。

彼がいた。蝶だ。

窓際の床に静かに羽を伏せ、外の世界への想いを焦がすようにして死んでいる蝶を、どこからともなくもれてくる朝日がそっと包んでいた。

彼のコーヒー色の羽根は今、自然な陽光を受けてきらきらと瑠璃色に輝いていた。まるで生きているように、いやそれ以上に雄々しく、美しく……。

そして蝶のその生き生きとしたさまは、今にも彼が、再びあの不可能への挑戦の羽ばたきを繰り返すかのように、私の目に映った。

間もなく蝶は、私の見ている前で、巡回してきた大学専属の清掃員の塵取りの中に収まっていった。

しかし私はもう彼のことを忘れない。

再び研究室での慌ただしい一日が始まり、その中でやっと休息のひと時を得て廊下に出た時、私はきっと思うに違いない。

あの蝶のように生きてみようと……。

平野俊彦さん……東京薬科大学教授。薬学博士。移植者の免疫抑制剤の血中濃度や薬剤感受性研究の第一人者。臓器移植においては特に、免疫抑制剤の薬の進歩と適切な使い方が患者の予後や生活の質に深く関係することを明らかにした。

平子智美さんを偲んで

～「フンバッテ！」「フンバル！」が
私たちの合言葉～

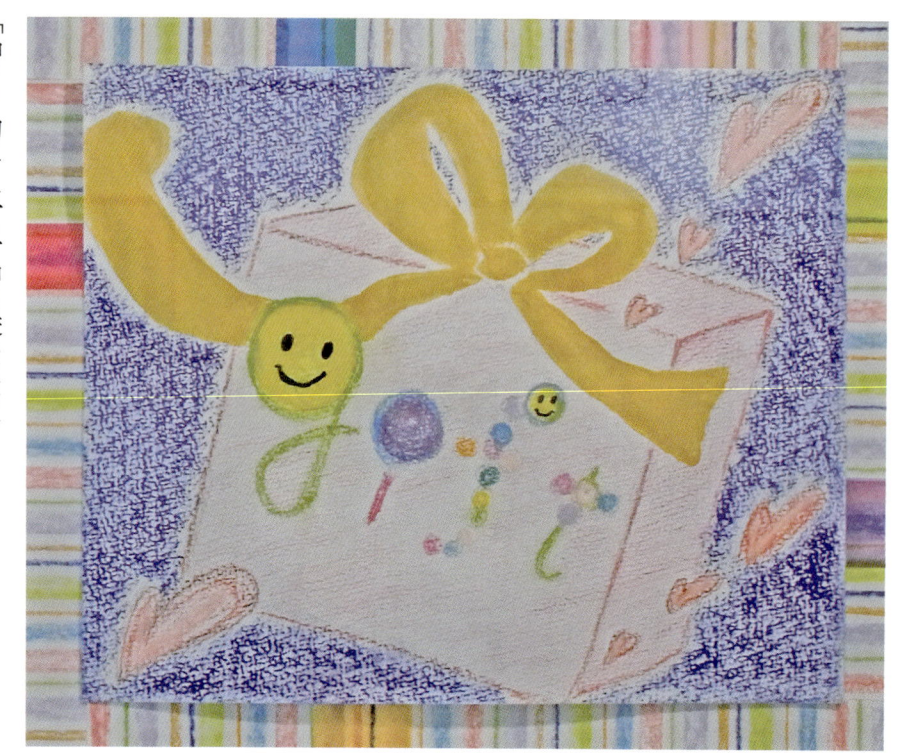

パステル・クレヨン画　B4 大

4年前、この作品を描いた数カ月後に平子智美さんは肝臓の再移植を待ち望む中、願いかなわず亡くなりました。絵のテーマは「贈り物」。彼女はとにかく明るい絵にしたいと一生懸命に作品に取り組んでいました。しかし、仕上げの額装を残し体調が悪化して入院。代わりに私（瀬戸島宏枝）が彼女の意見を聞きながら作業をしましたが、いつも遠慮がちな彼女から何度も何度もやり直しを頼まれました。今思うと、彼女の作品へのこだわりには彼女自身の希望が込められていたのかもしれません。

　私は彼女と同い年で、二人とも15年前に同じように母親から肝臓を提供してもらい、生体肝移植手術を受けました。私たちは性格も似たようなところがあって、気が小さく自分に自信がなく、だからこそ理解し励まし合えました。本音で話せて共に泣いて笑って怒って、「きっと一緒におばあちゃんになって、助け合おうね」と約束しました。互いにとって心の支えであり唯一無二の親友でした。

　彼女は最後まで耐えがたい痛みや苦しみ、そして不安や悲しみと必死に闘いました。心が折れそうになる度に「踏ん張らなくちゃ！」と自分を奮い立たせて、笑顔を見せてくれました。前を向いて「がんばる」にはあまりにもつらく心身ともにボロボロで、でも逃げ場なんかなくて……せめてその場で耐え忍ぶために、「フンバッテ！」「フンバル！」は、お互いを思いやる私たちの合言葉でした。

　彼女を失った哀しみはずっとずっと続くけれど、私は生かされているかぎり最後まで踏ん張ってしっかり生きなければと感じています。今もどこかで踏ん張って闘っている人たちに、どうか贈り物（Gift of Life）が届きますように。

〔瀬戸島宏枝・記〕

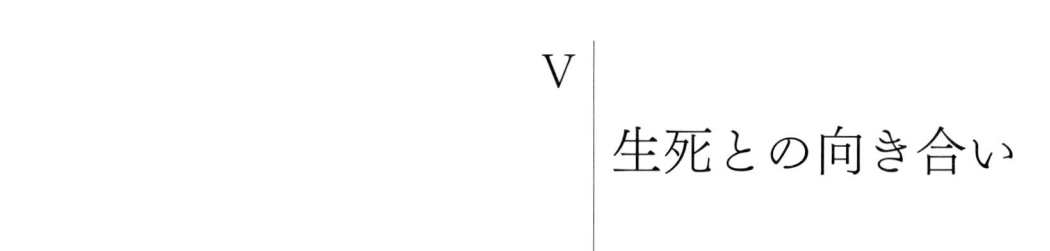

V 生死との向き合い

日野原重明先生とのラジオの思い出

大宮杜喜子

2017年7月18日、聖路加国際病院名誉院長、日野原重明先生が天に召されました。106歳を目の前にした大往生でした。延命治療も希望されずロウソクの火が消えるような静かな最期とうかがいました。

日野原先生とは、循環器医と医学番組担当ディレクターとして40年近いお付き合いで、初めのうちは血圧や心臓病など循環器に関する最先端の医学的なテーマが中心でした。その後、期せずしてよど号ハイジャック事件の飛行機に偶然乗り合わせたことから、もともとクリスチャンでいらしたこともあって"いのち"の大切さや死の準備教育の必要性などもお話しいただきました。

生と死の問題に真摯に向き合う重いテーマにもかかわらず、10歳の子どもにも理解できるように噛み砕いたお話でした。子どもに向けた「いのちの授業」は、月に2～3回の割合で全国の小学校を廻り、遠く海外の日本人学校へもしばしば訪問なさり、先生のライフワークとなっていました。

東京都杉並区の立教女学院を「いのちの授業」で訪問した際、先生は授業の枕にスポーツの話題をとりあげることが多いのですが、その日は

アメリカのメジャーリーグで活躍しているイチロー選手を話題にあげました。4年生の女子にイチローのことを聞くと、みんな「知ってる」とか「大好き」など、最近は女子児童の間でも野球の話題が飛び交うのかと頼もしく思いました。

　先生がひとりの子を立たせ、「では、イチローのバッターボックスでの格好をしてください」と言うと、10秒ほどは腕まくりをしたりバットをグルグル回すふりをしましたが、結局イチローが右バッターなのか左バッターなのか判然としませんでした。実際にボールを投げたり打ったりした実体験がなく、テレビ観戦だけでは野球を語れない、どんな小さなことでも実際にやってみて初めて身に付くことがわかり、見学の父兄からも思わずため息がもれた瞬間でした。

　日野原先生は、100歳を超える頃からも俳句など新しいことへのチャレンジを始められていました。三日坊主にもならず、俳人金子兜太さんの指導を受け、字余り字足らずも物ともせず季語にも縛られない独特の日野原ワールドを展開していました。われわれ団塊の世代へも、フ

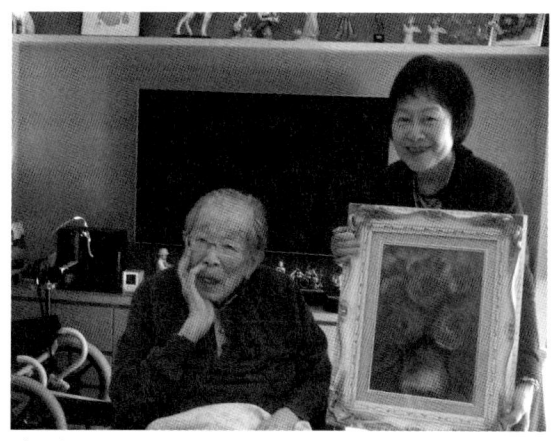

プレゼントされた入江一子さんのバラの絵と

レーフレーフレーとエールの俳句を贈ってください。同時に100歳を超えたころから少しずつ要職を離れられ、いま会わないと会えなくなるかもしれない人との逢瀬を大切になさっていました。

画家の入江一子さんもそのお一人でした。入江さんは100歳を過ぎてなお毎日キャンバスに向かって200号の大作に挑み続けていらっしゃいます。その入江さんと日野原先生は、2017年1月の「入江一子100歳記念展」（上野の森美術館）で100歳・105歳のトークセッションをしましょうと約束をしていたのですが、日野原先生の体調がすぐれず実現しませんでした。

入江さんは、お見舞いも兼ねて日野原先生にご自分の花の絵を贈りたい旨を伝えたところ、薔薇（ばら）の花の絵を希望されました。後日、ラジオの収録でご自宅を訪れた際に、入江一子さんから贈られた「薔薇の絵」を拝見することができました。

日野原重明先生が亡くなられて後、先生の偉業の数々が語られています。先生は先進諸外国の医療の現場から日本にはまだ導入されていないシステムに目をつけ、帰国していち早く聖路加国際病院内で試行してみてから、学会などで発表されていました。でも、ことごとく反対され、時期尚早ということで却下されたそうです。

いまではどこのご家庭にも血圧計が備えられていると思いますが、先生が家庭で血圧を計ることを提唱なさった折は、医師以外が計るなどとんでもないということで日本医師会や厚生省（当時）からも注意勧告（かんこく）を受けたということです。また、ホームドクターの必要性と生活習慣病の考え方の導入です。

現在ではホームドクターは"かかりつけ医"

として定着しましたし、成人病は"生活習慣病"と名称が変わりました。長寿になり国民の二人に一人ががんになる現状では、がんも生活習慣病であるという認識が一般的となりました。日野原先生の先見の明には今更ながら驚かされます。

　毎週水曜日にラジオＮＩＫＫＥＩから放送していた「日野原重明の輝く顔と輝く心」の最後の収録となった 2017 年 2 月の一日は、穏やかな初春の陽ざしがお庭いっぱいにひろがっていました。

大宮壮喜子さん……ラジオＮＩＫＫＥＩで長年医学番組を担当しているアナウンサー兼プロデューサー。パイロットインターナショナル日本のボランティア活動で知り合ったご縁で、Life Bridge Japan「いのちの架け橋チャリティーフォーラム」のナビゲーターとしてご協力をいただいています。幅広い医療分野の専門家と交流があり知識も豊富です。日野原重明先生との交流も番組のホームページからご覧いただけます。NPO 法人医師と団塊シニアの会の事務局長としても活躍中。

心肺停止から復活

笹井克次郎

2006年、私は、コニカミノルタに勤めており、二人で始めた新規事業が佳境（かきょう）を迎え、サンプルを夜中までつくる毎日でした。その土曜日も仕事で、所属していた八王子、桑の根サッカークラブの忘年会に駆けつけるために、タクシーで新宿駅に行き、ホームをダッシュし、特急にようやく間に合いました。忘年会では酒を飲んでもおいしくなく、翌日、サッカーをやっても50メートル走ると苦しくて休んでしまうという状態でした。

大学病院の先生に電話をしたところ、すぐに救急車を呼びなさいと言われました。救急車を呼んで、エレベーターを降り、歩いていくと、救急隊員が「本人ですか？　寝てください。心電図をつけます」と。症状を説明したその時、救急隊員が「発作が起きたぞ！」。女房曰く、泡を吹いてバタンとなったそうです。救急隊員が心臓マッサージをしましたが蘇生（そせい）せず、「奥さん離れて、感電しますよ！　ＡＥＤを使います！」という切羽詰まった状況だったようです。救急隊員の「動いた！　動いた！」という声が聴こえたのは覚えています。

すぐに国立国際医療センターに運ばれ、母と兄が朝9時の飛行機で大阪から駆けつけてくれ

ました。ＩＣＵで、母が耳もとで「親より子が先に死ぬことは親不孝ですよ！」と言っては、母と女房が足をさすってくれました。私は「イェスの復活のようになるんだ」と信じました。

心筋梗塞がわかり、カテーテルを挿入する手術をするときに、若い先生が「発作が起きたらこれで最期かもしれませんから！　最期かもしれませんから！」と２回言われました。私は仏教の教えを思い出し「もう死ぬんだ。人生やるだけやった。いのちに執着せず！」。そう思ったら気が楽になりましたが、絶望、不安は消えません。獣医の弟が「兄貴、カテーテルをやると楽になるよ」と言ってくれ、さらに気持ちが落ち着きました。

地下は霊安室、１階は救命救急、２階はＩＣＵ。手術室を出た後、私は７階の一般病棟に入りました。主治医は、「半年たてばサッカーができますよ！」と希望を与えてくれました。

５年が経ち、東京サッカー協会の先輩から電話があり、「心臓が止まってから５年経っただろう。そろそろ練習しろよ」とのたまう。いい加減なことをいう人だなあと思いながらも、恐る恐る練習に参加しました。

ハマりました！　３年後、関東大会サッカー60歳以上の部で優勝。４試合６点を入れ、得

笹井克次郎さん……起業家。Life Bridge Japan（LBJ）の松野顧問がプレイしていた八王子サッカーチームのチームメイト。サッカーをこよなく愛し、生涯現役プレーヤーを有言実行。過去に心筋梗塞から心肺停止に。長い入院加療の後に社会復帰。今度は脳梗塞で倒れるなど度重なる大病を経験しました。闘病生活を乗り越え今を元気に過ごしていることに感謝しつつ、移植医療によって救えるいのちを増やす社会づくりに賛同。共に普及啓発活動を行なっている。LBJ 理事。

点王になりました。私の復活です。その2年後、今度は脳梗塞（のうこうそく）で倒れました。処置が早く点滴で血栓（けっせん）を溶かすことができ、幸い後遺症もありません。再びサッカーを始めました！

　ところが、不整脈（ふせいみゃく）が出始め、思うように走れなくなりました。悩んだ末、今年に入り、アブレーション手術を受けることにしました。背中を押してくれたのは主治医。「走れるようになりますよ！」との魔法のことば。またも希望を与えていただきました。

　希望は生きる力。またサッカー始めます！思いっきりフィールドを駆け抜く。復活です。

瀬戸島 功

心色……

いつの間にか……気が付いたことがある
色は……目で見ているのではなく……
心で感じているのだと……

思い返せば
私の色との出会いは教習所の待合から始まった
目の前に可愛らしい女の子が歩いていた
その瞬間に教習所の窓から降り注ぐ光は
白よりも白く、あらゆる光がすべての色を強調した
そして彼女と過ごす時は、普段の景色を輝かせた
湖の青、木々の緑、雲の白さ……
だがその輝きは、別れと共に消えた……

そして、それから長い間…色を感じる心がなくなっていった……

再び彼女と再会しても…心が色を感じることはなかった……
彼女は以前から病を患っていた
当時はどのような病なのか、私は知らずにいた
ただ、病状は重く治療法も存在しない

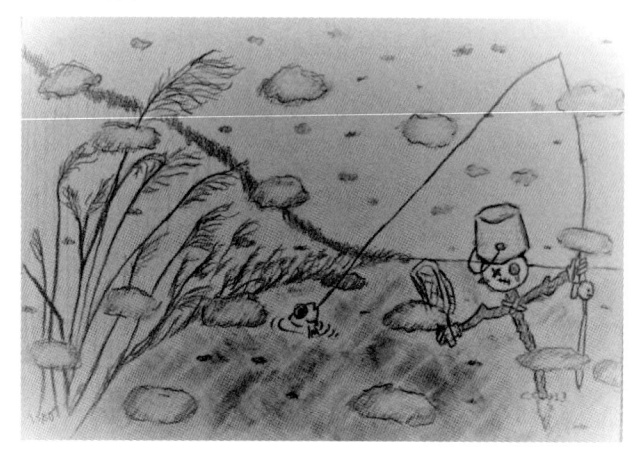

セピア

いのちに限りがあるとだけ聞いていた
きっと彼女が別れを切り出したのも
それが理由だったのかもしれない……
私にとっては別れがかえって自分を知る結果となる

変わらないもの、変えられないものがあることに気が付いたからだ

それからの私は限られた時間を二人で過ごすことを決意する

初めて、フラれた時は
「結婚しよう」でふられたので……（笑）
　２度目は
「俺は一生、結婚しないと決めたから……ずっと付き合っていこう」
　と嘘をつき二人の時間を繋ぐことにした

数年がたち…
　病状が日増しに、悪化していった

血小板が少なくなり、血が止まらなくなってきた
ちょっとしたことで感染し発熱した……
そんな中でも、少しでも思い出になるように
安曇野に旅に出かけた
当時の医者からは出血したら止まらないので
けがは気をつけてと言われた
旅の途中に発熱し、鼻血が止まらなくなった……
車を止めて、彼女を横に寝かせ休憩をとった

秋だというのに…そこは雪景色のようだった……
ススキが光を浴び、何かの綿毛だろうか……
その綿毛が……
風に揺られ、雪のように一面に降り注いでいた

とても、きれいであり、見たことのない景色である
しかし……景色に色はなく……セピアであった
景色のきれいさよりも、切なさや無力感で

心が色を感じられないからだ
そして私は、彼女に見つからないように
「釣りしてくる」と言い涙を流した

しばらくして、彼女は「次の桜は見れない……」と言われる……

その後、私たちは色々な人との出会いの中で
新たな人生をプレゼントされる

今、彼女は見られなかったはずの桜を15回
私と見ている
見られなかったはずの桜を初めて見た時の色はやさしく
私の心にも再び、色をくれたような気がする

そして思う……
心が色を見るんだと……

今、安曇野の綿毛の雪を見たら
どんな色が心に届くだろう

瀬戸島 功さん……海外出張で忙しい中、Life Bridge Japan の事務局長をしてくれています。レクリエーション部長として夏場にフライフィッシングツアーを企画するなど、一見ワイルドなアウトドア派ですが、繊細でやさしいハートの持ち主であることは作品からも伝わってくることでしょう。色を欠いたセピアの世界は、何よりも家族を大切に守り抜く強いオーラに包まれているかのようです。

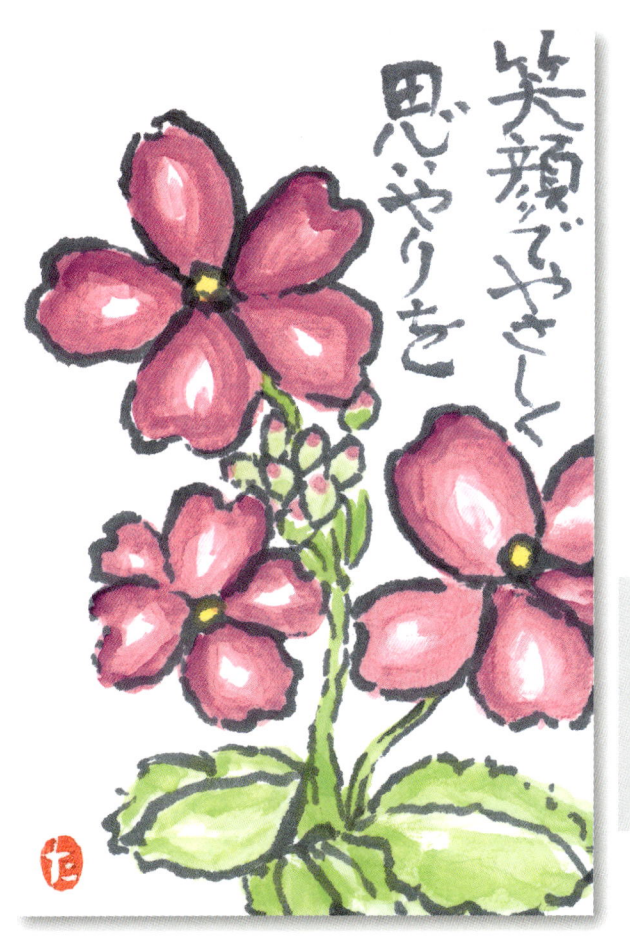

笑顔でやさしく思いやりを

高橋順子さん（絵手紙）

ニュースで流れるのは自然災害や、子どもの虐待、パワーハラスメントなどぎすぎすしたことばかり。あまりに哀しく、明るい世の中になるようにとの想いで、この絵手紙を描きました。

移植医療を考え、いのちをつなぐことができればとても良いことだと思います。

気持ちを前向きに

播摩正子

「気」のつく言葉は実にたくさんある。辞書を開いてみても「意気／運気／元気／病気／短気／士気／人気／活気／気力／気合／気運／気がつく／気が張る／気分／本気／弱気」などなど。数え上げたらきりがないくらい。

夫が亡くなったのは2007年の8月5日。照り付ける太陽が白く見え、体が冷えて汗一つかかなかったあの日のことは、ついこの間のことのように脳裏に焼き付いている。

夫の死後娘たちはそれぞれの生活に戻り、一人になった家の中で何をする気も起こらず、1年間は一緒にいたいと置いた遺骨の前で泣き暮らす毎日だった。

そんな引きこもりになっていた私を外に引っ張り出してくれたのは「氣」のトレーニングをしていた友人だった。月に1回「氣」の指導をしている先生を招いてのトレーニング（そこでは〆る"気"ではなく、八方にエネルギーを発する意味で米の"氣"を使っている）。

トレーニングは、①姿勢を正す、②呼吸を整える、③気持ちを前向きに、この三つ。①と②のトレーニングは寝つきが良くなり冷え性が緩和するなど様々な効果や変化があったが、特に③の気持ちを前向きにというのは、私の人生に

大きくかかわり影響を与えてくれたトレーニングだった。

「気持ちを前向きに」。頭ではわかっていても70という年代は、ついつい、疲れた、しんどい、駄目だなあ、やっぱりもう年だ、といったネガティブな言葉が出てしまう。それでもできるだけマイナス思考の言葉は使わないよう、良いほうに良いほうに考えることを意識しているうちに、自分でも驚くほどの変化が現れてきた。

冬、冷え込んだ朝、それまでの私なら、もう寒くて嫌だ嫌だと思っていたのがいつの間にか、まあ冬だから寒いのは当たり前かと自然に思えるようになった。

トレーニングを始めてから間もなく、友人に「膝は大丈夫？」と聞かれて「大丈夫、左足だったからラッキー。車の運転ができるし」と答えて友人をびっくりさせた。実は「氣」の会に入

る前、左足の半月板を損傷して痛い痛いと足を引きずっていたのだ。そんな言葉が出たのには自分でも驚きだった。

以来プラス思考でネガティブな言葉は使わないよう心掛け、臍下を意識しながら呼吸法を行なったりしているうちに、不思議なことに膝の痛みはぐんぐん和らいでいった。

5年前の12月、私は思いもかけない病気に罹り手術をした。診断結果を聞いた時自分では冷静なつもりだったが、やはりショックだった。

でも、もともとせっかちな性格ということもありすぐに手術を申し出て1週間入院、暮れも押し詰まった28日に退院し、娘たちとお正月を迎えることができた。これも悪いことはあまり考えないという「氣」のトレーニングのお陰だと思っている。

その後、抗がん剤治療が始まったのだが、そのころ妊娠していた次女が切迫早産で同じ病院に入院というハプニングに見舞われた。娘は絶対安静でベッドから動けず、私は自身の治療と娘の世話で連日病院に通うという忙しい毎日になった。

私は手術を無事終え、回復に向かっての治療だからなんの心配もない。娘を励まし、小さないのちが無事生まれてくることをただひたすら願った毎日だった。願い念じることが私のエネルギーになった。そして小さいながらも無事生まれたいのちの、目を見張るばかりの成長は、様々な形で私にパワーを与えてくれた。

大概の人に起こる抗がん剤のつらい副作用もそれほど感じることはなかった。食欲もあり体のダルさも発熱も心配するほどでなく、ほとんど普段と変わらない生活を送りながら治療を終

えることができた。

母親になった娘の笑顔、保育器の中で懸命に手足を動かしている孫、気遣ってくれる友人隣人などから様々な形で私はものすごい「氣」をもらっていたのだと思う。

ある時「奇跡のレッスン」というテレビ番組を視る機会があった。中学校のゴルフ部のコーチに招かれた、67歳のアメリカ人コーチと生徒たちとの1週間を追った番組。コーチは子どものころのタイガー・ウッズを指導したという伝説的なコーチである。

彼は生徒一人ひとりに小さなノートを配り、レッスンで自分が一番良かった記憶を書き残すよう伝える。失敗したことはその場で忘れて、うまくいったいい記憶だけに意識を集中させなさいと指導する。

生徒たちは、最初は戸惑うばかり。これまでは指導してくれる先生や父親から一打打つたびに、腕が、顎が、足がどうとか、とにかく注意されることばかりだったから。当然ノートは「こうすればよかった」「ああすればよかった」「どうしたらうまく打てるのか」などなど反省ばかりである。

　でも、ポジティブなことを記憶に残し、悪いことは忘れるというコーチの指導のもと、生徒たちに変化が現れる。ある生徒は、たとえバンカーに入っても嘆かずに、これまでより飛距離が伸びたと喜んでノートに書き留め、ある生徒はミスショットをしても落ち込まず、次の行動に集中できるようになったと記録、生徒たちのノートにはポジティブな言葉がどんどん増えていった。

　そしてたった1週間で生徒たちは、窮地を克服する強い精神力をもつことができるようになっていた。

　悪い記憶は頭から消し去り、良いことだけを思い出す。これはすべてに通じることだと思う。

　夫が受けた肝臓の移植手術。先生たちの様子や説明から大変な手術になることはわかっていた。手術の前日、「手術怖い？」と夫に聞いた。「全然怖くない」という返事。「わたしも怖くないがよ」と返した。本当に私たちの気持ちは穏やかだった。

　それはいったいどうしてなのか。「氣」のトレーニングを始めてから、そうかこういうことだったんだと腑に落ちた。

　手術の前はもちろん術後も、移植チームの皆さんから、「大丈夫、大丈夫」という魔法のような言葉をかけてもらっていたことに他ならな

い。素晴らしい「氣」をもらっていたのだと思う。それは夫の最後の言葉からもうかがえる。

家に帰って喜びに浸っていた数カ月後、再入院となったとき私は嘆いた。夫はまたつらい治療を受けなければならないのかと。でも夫は違っていた。「自分は先生たちに助けられて生き返った。もしこのまま死ぬことになっても、それは天命だ」と。

8月の暑い日の朝、容態が急変し家族、友人、社員20名余りが病室に詰めかけた。夫は、東京の長女が空港でキャンセル待ちをしていたことを気遣い、友人にチケットの手配を頼んだ。息を引き取る4時間前のことだった。私はその時、危篤なんて嘘で奇跡が起こるのではないかと思ったものだ。

夫はみんなの呼びかけに応えるように笑いながら逝ってしまった。

全てを受け入れ、嘆かず、死の間際まで家族を気遣い逝ってしまう、こんな終わり方は他に聞いたことがない。ただただ凄すぎる。

どうしたら夫のような最期を迎えることができるのだろう。古希をいくつか過ぎた今、しきりに思う。

愚痴をこぼさず、嘆かず、前向きに考え行動していけば……きっと……そう信じて。

播摩正子さん……高知県在住の「はちきん」さん。お酒は強いし、物事は即決。肝臓がんの夫を支え、末永く人生を共に歩むために夫婦間での肝臓移植に臨みました（ドナーです）。義理と人情に厚く、自然や動物をめでる。地元愛にもあふれています。趣味は日本画と俳句。Life Bridge Japan「想いをつなぐアート展」にも毎年作品を出展。お孫さんの成長が何よりの楽しみであり元気の源です。

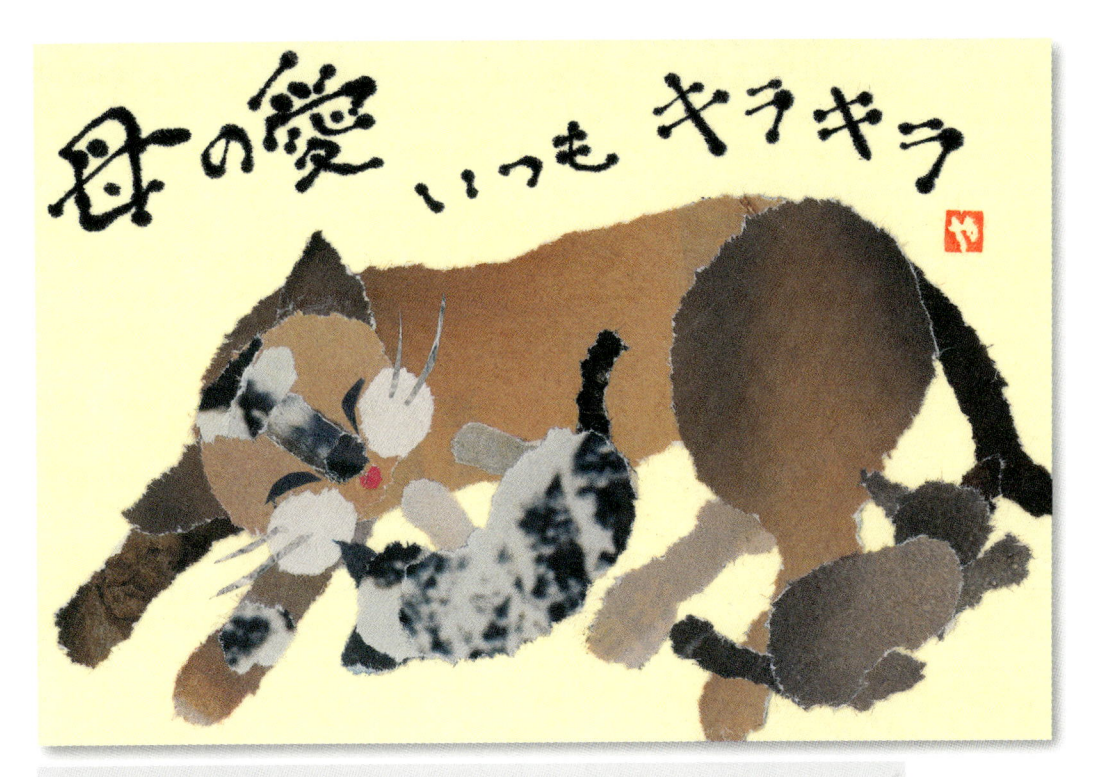

早川八千代さん （絵手紙／ちぎり絵）

厳しい環境の中、外で生きなければならない猫たちの子育ては見事だと思います。数匹を同時に舐めたり尻尾で遊ばせたり、精一杯の愛を注ぎながら外で生きる術を子どもたちに伝えます。人間に限らず、母親のいのちを育む愛は、いつもキラキラ輝いています（新聞のカラー部分をちぎりました）。

母を想う

井上栄一郎

　私には大切な93歳の母がおります。実は生みの母は、私が2歳の時に弟が生まれて間もなく破傷風（はしょうふう）で亡くなりました。父は困り果て再婚し、母は私たちを自分の産んだ子（妹）と同様に愛情をもって一生懸命に育ててくれました。

　18歳で上京し、念願だった税理士の資格をとって独立開業して8年後、腎不全（じんふぜん）と診断され、血液透析（とうせき）を開始し、日本臓器移植ネットワークへ移植待機の登録をしました。母はそんな私を気遣い、心配してくれていました。

　その後「臓器移植に関するセミナー」というポスターを見つけ妻と参加しました。妻はドナーになることに同意し検査を受けてくれました。

　血液検査も尿検査も問題がなく、このまま順調に進んでいってほしいと思っていたところ、予想もしないことが起きました。健康な人には通常二つある腎臓が、妻には一つだけしかありませんでした。幸い一つの腎臓がフル稼働してくれていたため健康状態にまったく問題もありませんでしたが、当然ひとつしかない妻の腎臓を提供してもらうことはできませんから、移植は断念せざるをえませんでした。

　妻にしても、ドナーになるための検査を受け

なければ、生まれつき腎臓が一つしかないことなど知らぬまま過ごしていたことでしょう。お互い、健康のありがたさをしみじみ感じた出来事でした。

　妻からの移植が叶わなかったことを聞くと、母と妹二人が検査を受けてくれることになりました。結果、下の妹がドナーになってくれることになりました。移植後しばらくは拒絶反応や胃潰瘍などに悩まされましたが、今は健常者に近い状態で大好きな仕事に従事しています。私は母や妹たちの愛情や温かい思いやりに、どれほど感謝しようと感謝し尽くせるものではありません。どうもありがとう。

　そんな母は、今はホームに入居していますが、健康で長生きをしてくれることを願っております。

井上栄一郎さん…都内に事務所を持つ税理士として多忙な生活を送っている中、慢性腎不全を患いました。成人、とりわけ中高年、さらには一家の大黒柱が腎不全を患い週に3回4時間の血液透析治療を行なわなくては生きられないこと、家族を養えなくなるという不安が大きく、移植の相談に来られたのが出会いでした。身内でどうにかして家族を助けようと皆で考えることになるのですが、多くは子どもから臓器提供を受けることに戸惑いを感じ、配偶者や兄妹がドナーとして名乗りを上げます。彼の場合も奥様がドナー候補となり適応検査が始まりました。ところが、奥様は生まれつき腎臓が一つしかないことがすぐに分かり、移植の話は棚上げに。誰もが予想していなかったことでした。辛い時、苦しい時、悲しい時、家族皆の支えで心の負担が軽くなり、楽しいこと、嬉しいこと、幸せは分かち合うことで何倍にも膨らむのではないでしょうか。今年、友人の税理士に仕事の大半を代替わりしたことを機に、Life Bridge Japan 監事。

沈丁花

鈴木あきこ

　まだ寒い、冬の真っ盛りと言える時期に、ふと漂ってくる甘い香り。私は必ず辺りを見回し、その香りの流れてくる源泉を探す。沈丁花は、形といい葉といい、これといった特徴のない本当に目立たない木だ。普段はそこにあることさえ気付かれないだろう。しかしこの季節だけは、その香りで自分の存在を明らかにする。そしてこの香りをかぐたびに、私は母を思い出す。

　私がまだ12歳の時に他界した母は、腎臓が悪く入退院を繰り返していた。12歳と言えば、かなりのことを記憶していてよいはずなのに、私の中で母の思い出はぼんやりしており、写真がなければ顔も思い出せないだろう。そして今となっては、母の人となりを私に教えてくれることのできる人は誰もいないのだ。

　手元に残る数枚の写真の中に、かっぽう着姿で座っている母がいる。夕食の片付けが終わってくつろいでいるところを撮ったスナップ写真だが、私が胸を突かれるのは、その強い意志を感じさせる眼差しだ。「腎臓病には、透析という新しい療法がはじまるらしい」と父が母に話していたのを覚えている。しかしそれはまだ先のことだ。母は、自分の病気といのちの限界をしっかり見据えて、強い意志を持って生きてい

たのではないか。

　あれはいつのことだったろう。ふっと甘い沈丁花の香りが庭から漂い、ちょうど縁側に出ていた母が「もうじき春ね」と言った。半世紀を経ても忘れがたい思い出だ。

　母と同じ病を患った私は、母が他界した年齢をもう24年も超えて元気に暮らしている。

　血液透析、そして腎臓移植と本当に多くの人の熱意、努力、善意のおかげで今こうして生きていられることにただ感謝。

受容

　母と同じ病で、やがては腎不全、透析へと進むだろうと診断されたとき、息子はまだ3歳だった。夕食時、その子が私の顔を見て言った。

「お母さん、どうして悲しい顔をしているの」

　ああ、いけない。自分が病気だからと言って、悲しいからと言って、家族にまで暗い悲しい思いをさせてはいけない。病気はつらくても受け入れざるをえない。でも心まで病気に支配されはしない。人のいのちは必ず終わりがあるもの、それを今はっきり気付かされたのは良かったと言えるのではないか。

　そう思いながらも、なぜか心の奥では憑かれたように「幸せになりたい」と繰り返していた。でも、その「幸せ」とは？　暗い心の闇に沈んでいくようだった。

　透析も腎臓移植も、母の時代以前は考えもつかないことで、腎不全になればそれが寿命ということだったのだろう。今の時代に生まれたということと、もう一つ、この国に生まれたということがこれらの医療の恩恵を受けられる条件で、それは当たり前のことではない。本当に恵まれたことなのだ。腎臓が働かなくなれば生き

ることをあきらめざるをえない人たちが今でも世界にはたくさんいる。私がその恩恵を受けて生きていられるのはまったくの偶然なのだ。ならば、生きていられるこの私にできることは何か。

生かされている自分にできることを、少しずつやっていこうと思う中で、心の闇は消えていた。

いのちの贈り物

朝起きるとまず手を見る。そして握りしめる。指がしわくちゃで、握って違和感がなければ、「よし！　今日も元気だ」という気にさせられる。逆に、ふっくらと瑞々しく、若々しい時は心が曇る。何か塩辛いものを食べ過ぎなかったか考えを巡らす。一喜一憂するのはあまりよくないと分かっていても、移植14年目となれば不安が頭をもたげる。

透析を始めてから、「献腎移植の順番リストに載っています」という電話は3回あった。しかし私まで巡って来ることはなく、もうほとんどあきらめていた。

透析生活12年を過ぎたある日、私は7歳年上の兄に生涯最大の頼み事の手紙を書いた。それは腎臓を一つくれないかという、非常識極まりない内容のものだった。

私のために、自分の体を傷つけていのちの支えである大切な臓器をくれというのだ。兄のいのちを削ってくれというのに等しかった。

私は兄が悩むだろうこと、断ることで傷付くのではないか、そしてそれがしこりとなって親しい兄妹関係が疎遠になるのではないかと恐れていた。断られて当たり前の願いだったから。

ところが、兄は二つ返事で引き受けてくれた。

兄と、その決断を尊重してくれた兄の家族には
いくら感謝してもし足りない。

　兄の腎臓は私の中で元気に、けなげに働き続
け、私は普通の暮らしを取り戻した。普通に生
きられるということが、これほどうれしく、あ
りがたいことだったとは。普通が当たり前の健
康な人生であれば、このありがたさは分からな
かったかもしれない。

　移植して職場復帰したその日に、同じ部の女
性たちがプレゼントをくれた。それは大ぶりの
マグカップ！　それまで水分制限をしていた私
は、小さなデミタスカップを使っていた。同僚
たちはそれまで何も言わなかったけれど、私の
置かれている状況、私の苦衷を分かっていてく
れたのだ。

　自分だけががんばってきたのではない。家族
はいつも一緒になって支えてくれた。そして、

周りの人たちも事あるごとに私を助け、支えて
くれていたのだ。そのことのありがたさにただ
涙が出た。

　移植後 11 年間働き、私は無事に 65 歳で退
職した。もらったカップはまだ現役で、わが家
で働き続けている。腎臓は兄と同じ 7 歳年上で、
疲れが出始めている気がする。「もう少し頑張っ
てね」とさすりながら声をかける日が多くなっ
た。

　腎臓が悪いと言われてから 40 年。透析生活
11 年、移植して 14 年。いつも明るく、前へ前
へと進んできた。でもそれは、家族や周りの人
たちの理解と協力があったればこそ可能だっ
た。透析に入った時、一つ決めたことがある。
周りの人に、すべて明らかにすること。

　苦しいこと、悲しいこと、透析がどんなもの

か、透析中私はどうしているのか、何が食べられ何が食べられないのか、何ができて何ができないのか。何がつらいのか。そして自分はどうしたいと思っているのか。

移植した時も、そのことを積極的に話すようにした。外見ではわからないからこそ、移植した結果、今こうして元気でいるのだということを、知り合った人に伝え、移植について考えてもらいたいと思うからだ。

鈴木あきこさん……慢性腎不全を患い、血液透析を受けていた頃から、安全安心な食材を取り扱う働く女性として社会で活躍。自己管理に努めながら、腎臓移植後は海外旅行を楽しみました。定年退職後は、地元でボランティア活動をしながら、共働きの息子夫婦を助け、お孫さんの面倒をみる忙しい日々を送られています。やりたいことがたくさんありすぎて、一日 24 時間では足りないのがお悩みのようですが、自分の身体といつも対話しながら一日一日を大切に過ごされています。

弟

ひさこ

「山崎君が入って来ると、お教室がパッと明るくなりますよ」と小学生の頃の先生によく言われたと、母は顔をほころばせながら私によく話してくれていました。

年をとり、頭がつるつるになっても、別れぎわのあの笑顔は忘れられません。今は私がいつも座っているテーブルの側の棚に飾られた写真の中で、和やかな表情を見せています。が、幼い頃はやんちゃで「そんならいいよ」と怒った時などは、仕込み中の貝を乗せたまな板の上に砂をまき、怒った父に追い掛けまわされたこと、また近くの公園での相撲大会では常に勝ち続け

意気揚々と帰宅し、家族を喜ばせてくれたこともありました。

年数が経ち、父が亡くなりそして母も亡くなった時は、弟の教え子さんが大勢お焼香に来てくださいました。大学の教師になっていた弟は、随分と慰められたことと思います。

永くバスケットボールを愛し、スポーツ科学を教えていた弟は、学校を引退した後もコーチとして教え、時々学生さんを自宅に招いてはもてなし、心のつながった師弟関係をもてていたようです。

また、家庭人として弟が言っていたことに、

「今、一番大事だと思うことをすればいい」といったことばがありました。それは「あれもこれもやろうと思わなくていいよ、大事な子育てのことだけやってくれれば」と、そういうことだったのでしょうね。義妹はそのことばがとってもありがたく気楽に暮らせたそうです。こんなことばも。「大勢（たいせい）に影響ないから」とも。同じ意味で言ったのでしょう。

さらに、こんなことばも。「自分を大切にすることは、人を大切にすること」。これは、「自分を大切にできない人は自分を取りまく人を大切に思うことはできない」と言いたかったのでしょうか。

その後多発性骨髄腫（たはつせいこつずいしゅ）と診断された後も、コーチをつとめていたチームを向上させることに情熱をかけていました。メンバー一人ひとりに声をかけ、励まし、短い文章のやりとりをして父兄の親御さんたちにも喜ばれていたようです。

私は弟が無理をしないようにと気をもんだりしていましたが、そんなとき入院したとの知らせを受け、駆けつけますと、富士山の見える立派な病室で病人とは思えぬ様子で、笑顔で話しかけてくれました。その後病状が進んでも、病院の先生方がチームを組んで最高のスタッフで治療にあたってくださっているからと言い、家族を安心させてくれていました。途中、白血病を併発（へいはつ）し、臍帯血移植（さいたいけつ）もしましたが腹水（ふくすい）が溜る後遺症（こういしょう）に悩まされました。

義妹と姪は病院に泊まり込み、はれた手足を揉（も）んだりして看病にあたりました。私が差し入れた大好きだったお鮨も食べられなくなり亡くなりました。亡くなったというより、眠くて目を閉じただけのように思えました。私はその瞬

間、死はこわいものではないと教わったような気がしました。人の一生ってこんなに静かに終わるものかと。

　ＮＨＫのテレビ番組『プロフェッショナル』で、臓器移植を手がけていらっしゃる笠原群生先生が「やるのではなくやり切るのだ」とおっしゃっていました。まさに弟は、日本女子バスケットボールの選手を育てることに“いのち”をかけてやり切ったのではないかと思います。

姉として老後を共に過ごせなかった淋しさもありますが、心から尊敬の念をいだいております。また、弟は自分の治療においても、進んでやり切ることを望んだと聞いています。

　一周忌を終え、写真の中の弟は私に向かって明るい笑顔でほほえんでくれています。

　ここに弟が愛した教え子さんたちとの文章のやりとりの一部を紹介させていただきます。

＊　　　＊　　　＊

1部昇格の折　強く！　激しく!!　粘る!!!

山崎先生へ

　あつみ　選手のことを「友達」と言って、いっぱいコミュニケーションをとってくれる先生が大好きです。先生の期待に応えられるようにがんばります。

　えみ　いつもやさしく声をかけてくださり、心が救われます！　笑顔がとてもステキです。

　シズ　一度失敗した選手にも何度でもチャンスをあげたり励ましてあげたりで、本当に先生なし

ではここまでチームは成長しなかったと思います。

マリ　やさしさにみちあふれている。的確なアドバイスがステキ。

ふじ　選手のことを一番に考えてくださる。信頼できる。見捨てないで、必ずほめて伸ばしてくれる。家庭菜園が本当に楽しそうです!!!　奥さんとラブラブ♡

弟より教え子さんへ

マミさんへ　大学院修了おめでとう。非常勤も決まって良かったですね！　今シーズン1部昇格はマミさんの力が大きかったと感謝しています。プレーしながら選手へのアドバイス、僕のことばの通訳、選手とのクッション、マミがいなければできなかった偉業です。ありがとう!!　シーズン中は余裕がなくマミへの感謝のことば、ねぎらいのことばをかけてやれなくてすまなく思っています。来シーズンもできる範囲で手伝ってもらえればうれしいです!!　最近体力に不安が出てきたのでマミの力を借り、一緒に1部を闘いたいと思います。よろしく!!

あいさんへ　いつも最後まで選手のケア、テーピングの後片付け、あいさんの一生懸命な姿勢は素晴らしいです。縁の下の力持ち!!　見ていますよ。

スギさんへ　スギのことばは最高です。選手を鼓舞する。選手を叱る。同学年には言えないことを勇気をもって言っています。今年大きく成長しています。

みやさんへ　うちのバスケの要!!　ボールを追う集中力にいつも感動し、がんばっている姿は素

晴らしい。

のりさんへ　のりは素直で純な心を持っていて、指導していてもとても楽しいです。名選手にとって、これは大切な資質です。リバウンドも素晴らしい。

他にも何十人からのメッセージ、何十人へのメッセージがありました。

ひさこさん……神田生まれの江戸っ子。ドナーから授かったやさしさと思いやりの真心は、受け取った人だけに限らず、家族や周囲の人々の心をも温かく包み込み、つながっていきます。ひさこさんのように、誰かの幸せを心から願い、温かいことばを送ることで。

ＴａＭａＳｈｉ

Ｍａｎａ

　いのちに限りがあることを、子どもは最初から知っていたわけではなかった。

　彼が４歳を迎えた頃だった。
　いつも通りの保育所からの帰り道。振り返ると子どもは大きな岩を両手に抱え、道端に落下させていた。
「何してるの？」
「道、壊れちゃうよ？」
　子どもはしゃがんで岩の底を確かめている。
「当たってけがしたら危ないよ？」
　やっと聞こえたという素振りで、こちらを見つめて子どもは言った。
「アリをやっつけてるの」
「大きな石じゃないとつぶれないんだ」
　見ると、子どもの足下でザワザワとアリたちが岩の周囲を四方八方へ行き来している。
「どうしてアリを殺すの？」
　数日前まで子どもは歌いながらアリをかわいいと見つめていたというのに、なぜか今はアリを殺しているのだ。
　私は子どもを見つめながら田舎の曾祖母と過ごしたことを、思い出していた。

「ばーちゃんはボケてるけど、庭の草だけは早うに起きて、ちゃーとしちょる、感心なよ」

　私は布団の中で母の声を聞いていた。

　ひいばあちゃんはボケていた。ひいばあちゃんが過ごすフロアを人が通る度、「アンタは誰さん？」とにこにこと微笑んで聞いていた。息子の祖父しか覚えていなかったのだ。

　毎朝、仏壇に手を合わせ、神棚の飯を回収してゆっくりと階段を下りてくる。

　朝食の膳の前に座ると、「まぁ、おいしそう」と手を合わせ、回収したカリカリに乾いた神棚の飯を祖父の味噌汁へ無造作に入れる。

　祖父は、一瞬、箸を止め、難しい顔で味噌汁を見つめた後、たいらげる。

「お米には七人の神様がおるんよぉ。神様をいただきよるきんに、ご飯はおいしゅう食べるんよぉ」

　祖父は笑顔で言った後、空のお椀の中を沈黙で見つめ、やがて目を閉じて、ごちそうさんでした、と手を合わせていた。

　祖父は時々思い出しているようだった。ひいばあちゃんがボケる前のことを。

　夕暮れ、孫たちが集めた垣根の蓑虫はひいばあちゃんのしゃがむ芝生の横に収穫の小山となっていた。

「たくさんとれたね、蓑虫はかわいいけんどね」

　言いながら庭に埋まっている平らな石の上に蓑虫は置かれる。

「ほんまはかわいそうなけどね。ナンマイダブよ」

　ぽそぽそと唱えられながら置かれた蓑虫は石で叩かれていった。

「ひどいよ、何でつぶすの？　かわいそうだよ」

孫たちが言うと、ひいばあちゃんは石を握りしめたまま立ち上がって言った。

「かわいそうなもんかね！　刺されよったらどうするが？　痛うて腫れるきに」

「垣根の葉っぱも、みぃんなこれにやられるよ。悪さする虫になる。刺されたらあぶないきぃに、ばあちゃんが殺しよるがけど、自分らでするがかね」

孫たちは沈黙し、理解した。人間に悪さする虫には害虫という名前もあるのだと。

私に見つめられてウロウロと目を泳がせていた子どもは、眉毛も口もハの字に曲げて、泣きだしていた。

「ヒアリって毒があるアリさんだって先生が言ってたよ。人も嚙まれたら死んじゃうし、ママだって死んじゃう。だから、やっつけたんだ」

私は相応なことばに困ってしまった。

「それはアリさんだよ……。殺すってことは……いのちを奪うってことなんだよ」

言いながら私は昨日、壁を這う小さな蜘蛛を殺したことを思い出す。粗雑に選んだことばが次々と宙に浮いていくようだった。

時々いろんなことがわからなかった曾祖母のことばは、生きることに真率だった。

虫にも動物にも時には人間にも、暗黙的にいのちの価値がついている。その「価値」というものに、時々とてつもなく価値がないのだ。

私はゆっくりと子どもの背中をさすり抱きしめていた。

「先ほど、ご実家のお母様から連絡があって」

線路にかかる橋の上、騒音にまみれて父の訃

報を聞いた。

「ただいま」

　私は時間の止まった父と共に、しばらく時間を刻んだ。

「死ぬときは畳で死にたいねぇ、ついでに酒もあれば上等」

　葬儀屋の真新しい畳は酔っ払った生前の父親のことばを思い出させる。

　畳にお酒、すべて揃えた部屋に父は骸（なきがら）となり横たわっている。い草の香りを嗅ぐことも、日本酒に微酔することもない骸だ。

「おじいちゃん、何で白いハンカチ顔にかけてるの？　苦しいから、とってあげよっか？」

「まだ寝てるの？　いつまでねんねしたら起きる？」

　遅れて到着した孫たちは、久々の対面に意気揚々とした様子で問いかける。

　そして子どもはゆっくりと理解していった。

　息をしていないことを。皮膚が冷たいことを。腕も体も硬いことを。動かないことを。

　そしてゆっくりと確かめていった。

　いつもと違うお洋服を着ていること。

　お化粧をしていること。呼んでもお返事しないこと。お腹が空かないこと。二度と目を開けないこと。

　ぽつりぽつりと、今日も同じだと思っていたことに気がついていく。

　もっと遊びたかったこと。おじいちゃんと会いたかったこと。おじいちゃんと話したかったこと。おじいちゃんがやさしいこと。小さなお魚のお刺身をつくってくれたこと。

そして思い出していった。

おじいちゃんに名前を呼んでもらいたかったこと。かけっこの一等をほめられたかったこと。会ったら抱っこしてもらいたかったこと。

おじいちゃんが大好きなこと。

いつも声をあげてにぎやかに泣く彼は、ギュッと目を閉じて静かに涙を落としていた。母は孫の丸めた背中をなでながら、小さく体を丸めていた。

大人たちは、そのうち葬儀の準備やらにとりかかっていく。いそいそと用事をする間、時々子どもは父の前にちょこんと正座していた。

あわただしい準備が一段落すると、立派に支度を終えた父の棺の上に短刀が置かれ、魂を切

るためのものだと説明された。

子どもは短刀をまじまじと見つめて言った。
「"たまし"、って、おじいちゃんから出てる、にゅってなってる雲みたいなやつのこと？　つながってる細いとこを切っちゃうの？」

父の胸から天井を見上げて子どもが指さした。
「"たまし"、が戻らなくなったから死んじゃったの？」
「"たまし"、は切ったらどこに行っちゃうの？」

ごく当たり前のように不思議がる彼のことばに、誰も即答はしなかった。

たくさんの人が悲しむ姿。おじいちゃんがお花でいっぱいになる姿。蓋のある箱に入って、横になったまま車に入っていくこと。小高い山

の上にある煙突から出た煙が空に消えていくこと……

　小さな箱と、積み木みたいなものと、やさしく笑うおじいちゃんの写真とお家に帰ること。

　おじいちゃんの写真の前に、たくさんの食べ物が置かれること。翌日、食べ物は減っていないこと……

　たくさんの光景それぞれを、子どもは見つめていた。

　しばらくの間、彼は動物、魚、食べ物に至るまで、生きているか死んでいるのかと、わざわざ確かめていた。

「これは死んでる？」

　ハンバーグを指さして聞く。

　お肉が動物だったこと。鳥や豚や牛さんは、殺されてお肉になること。食べると体の栄養となって自分が生きているということ。

　少し難しい顔をしながら、ゆっくりと話を聞いていた。

　年の瀬、中華料理店で外食した時のことだった。何気なく注文した海老料理は、思いもよらない登場を果たした。

　紹 興酒の注がれた透明ボウルが卓上に置かれ、白い布をかけたザルを持った料理人がにこにこと会釈する。

　布が丁寧にとられ、透明に透けた縞模様の車エビが姿を現した。

「あ、海老さんだ！　生きてるよ！　見て！」

　子どもが立ち上がって喜ぶ。料理人はにこにこしたまま、ボウルを指し示す。

　ボウルに皆が視線を向けると、海老は、素早くボウルへ落とされ蓋が当てられる。

蓋で音をくぐもらせ、勢い良くバタバタと海老が飛び跳ねる。やがて飴色のしぶきを立てながら動かなくなっていった。

「海老さん……死んじゃったの？」

「お水と間違えてお醬油に入れちゃったから？」

　厨房へと海老は戻され、カラリと揚げられて再びテーブルへ運ばれてくる。

　熱いうちに、と口にほおばり、おいしいと大人が舌鼓を打つ姿を彼は凝視していた。

　子どもたち用にと運ばれたチャーハンの海老を見つめ、スプーンに乗せると彼は言った。

「この海老さんも生きてた？　おいしいから殺しちゃったの？」

「死んだら嚙んでも痛くない？」

　彼は海老をそおっと口に運び、嚙まずに飲み込んだ。

　帰り道、彼は聞いた。

「お米はどうやって死んじゃうの？　人間が誰かに食べられちゃう時は、どうやって殺されるの？」

　人間は誰にも食べられないこと、食べ物の多くは生きていたことを子どもはゆっくりと聞いていた。

　しばらく彼は恐れたりもした。

「もしも人間よりもっと大きい人間が来たら、食べられちゃう？　がぶって嚙まれて食べられると痛くて死んじゃう？」

「死ぬって痛くて苦しい？　おじいちゃんも苦しかった？」

　私と子どもはゆっくりと理解していった。

　人間が誰にも食べられないこと、人間がいろんな理由で死んだり、殺されたりもすること、

おじいちゃんも苦しかったかも知れないことを。

「なんで？」
　子どもが聞く。

「何でだろうね」
　私は答える。

　彼のいろんな質問がとまって、しばらくした保育所の帰り道だった。
　彼は道端で立ち止まり、地面を凝視していた。そして空を見上げると、彼は空を指さして言った。
「ママ、おじいちゃんの煙は雲になったかな？それともお空に溶けたかな？」

　薄く青い空を見上げて私は言った。

「どっちかなぁ」

　子どもの小さな手が私の手をつかんで、じっと私を見上げた。

「ママ、おじいちゃんは死んじゃったけど……」

　私は子どもを見つめた。

「“たまし”は、おじいちゃんから離れてお空のもっともーっとたかくまで行って、また、生まれた」

「でも、それはもうおじいちゃんじゃない。誰もわからないんだ」
「だから、おじいちゃんにはもう会えないんだ

……絶対にね」

　子どもは空に伸ばした手のひらを返すと、そのまま腕を下ろして俯いた。
「ママが死んだら、"たまし"は、また生まれる」
「でも、それはもうママじゃない」

　少し顔をあげて左右に振ると、小首を大きくうなだれて言った。
「会いたくても会えない」
「誰かわからなくなっちゃうからね」
　ゆっくりと子どものほっぺたに触れると、小さな手を重ね、ぎゅっと握って私を見つめた。
「死ぬってことは、会えなくなるってこと。"たまし"は、また、"たまし"になる」
「でも、同じ"たまし"には会えないんだ」
「ものすごく悲しいんだ」

　私の手は引っ張られ、彼と同じ高さにしゃがんだ。
「ママに、明日もその次の明日も、ずっと、ずうっと会いたいよ」
「だから、がんばるよ」
「"がんばる"ってことは生きるってこと。絶対に、絶対に、忘れないでね」

　風が頬を通って、涙が冷たく乾く。
　子どもは小さな指で私の瞼をなでて微笑んでみせた。
　私は、悲しくて泣いているわけではなかった。
　頬に当たる風も乾く涙の冷たさにも、笑顔がこぼれて仕方がないのだ。

　大切な人。

どうか、あなたのやさしさを大切にしてください。

あなたが生まれたことは私の最高の幸福なのだ。

生まれてくれてありがとう。

Manaさん……看護師でレシピエント移植コーディネーター経験者。現在は二人のお子さんの子育てをしながら病院で働く。実家が遠方でおいそれと子育て支援など頼めない。仕事と子育てで多忙な毎日にもかかわらず、Life Bridge Japan（LBJ）のモチーフ（パンフレットの原画）創りや、愛くるしいＬＢＪマスコット「リンクローバー」を制作するなど才能豊かな芸術的センスで会の運営を支えてくれています。ＬＢＪ前理事。

高樹町トンネル

鈴木孝子

六本木通り沿いにある南青山内科クリニックは開業して7年になる。腎疾患を患った方が少しでも元気になって生活の質の向上を目指していただきたいとの願いを込め、腹膜透析・在宅血液透析・腎臓移植などを積極的に行なっていきたいと開業したクリニックであるが、私が思う治療のニーズは決して多くはなく淋しいかぎりである。

そのクリニックのそばに広い六本木通りを横断する歩道がある。階段を下り、地下道を歩き、また階段を上る横断トンネルである。このトンネルの名称は知られてはいないが"高樹町トンネル"と呼ぶことにする。このトンネルを私は今も週一回程度通っており、いつもこのトンネルを歩くと思い出す人がいる。

彼女は28歳の時にⅠ型糖尿病を発症し、43歳の時に糖尿病性腎症の増悪のため血液透析を導入した患者であった。52歳の時、僧帽弁狭窄症の弁置換術後から、ワーファリンの内服を開始した。当クリニックに初診で来院したのは、彼女が56歳の時で、在宅血液透析を希望してのことだった。

その前年の12月に母親を突然失い、現在はひとり暮らしになってしまったが、自分の可能

性を少しでも広げたいし、自宅での自分の時間を確保したいと、在宅血液透析を希望していた。母と同居していた時も、少しでも一緒に過ごしたいとの気持ちで、在宅血液透析にはとても興味を持っていたと、朗（ほが）らかに話をしていた。彼女の、笑いながら悲しく苦しい気持ちの話をするしぐさに心を打たれた。何度も足を運んでくる姿に、何とか彼女の希望を叶えてあげたいと強く思った。

　４月の当クリニック受診に前後して、内シャント閉塞（へいそく）となったのを機に、在宅を考慮して、鎖骨下（さこつか）からの長期留置カテーテルの挿入を行ない、約３カ月間、透析準備・長期留置カテーテルとの接続・返血（へんけつ）・片づけ・在庫の管理・緊急時の対応……など、いろいろと工夫をし、やっと在宅血液透析に移行できる時期が訪れた。彼女も希望に燃えていた。が、ワーファリン内服

量の調整は容易ではなかった。さらに、何度となく糖尿病専門の医師に定期的な受診をしているにもかかわらず、低血糖発作（ていけっとうほっさ）による緊急搬送（はんそう）が何回も起こった。その都度、入院した病院に見舞いにゆきながら、全身状態が良好になることを願いつつフォローを続けた。

　そして、やっと自宅に透析装置を搬送し、設備を整え、備品も運び、在宅血液透析を開始することとなった。在宅血液透析の１回目はわれわれの同席のもとで行なった。彼女が一人で行なおうとした２回目の透析の開始直前に脳出血、その後脳梗塞を発症し長期の入院治療となり、それからは一人になった彼女の自宅と入院先の病院に、私は何度となく通うことになった。そうしているうちに低栄養のためか、長期留置カテーテルの感染を発症し、彼女は入院。一時的なカテーテルを挿入して血液透析を行ないな

がら、感染症と闘った。それが落ち着くとまた、低血糖症状にて2回も緊急で病院に搬送されたこともあった。

　このような入院は長期になることから、脳梗塞に対するリハビリを行なう必要があり、彼女は杖を購入した。在宅は無理だと思ったのか、当クリニックでの施設血液透析に通いながら、在宅血液透析が可能になる日を目指し、リハビリを行なった。その時の彼女の運動能力は、杖を使いながらも歩幅10センチ程度のゆっくりした歩行で、階段は一段ずつがやっとであった。

　この施設血液透析の帰路は、バス乗り場が六本木通りの反対側であったため、高樹町トンネルの階段をゆっくりしたペースで下り、地下道を歩行し、また階段を上り、バス停にやっとたどり着くというものだった。バスに乗車していただくまで、いつも見送った。いつから在宅血液透析を始められるかとか仕事をやめなければならなくなったとかいろいろな話をしながらの帰り道だった。

　私が、ある透析患者さんの治療や対応、コミュニケーションがうまくいかないことについて話をしたとき、また膵腎移植を勧めたときの彼女の反応を今でも鮮明に思い出す。

「自分が透析患者であるからこそ、体調が悪いとき死にたくなるし、人の言っていることも余計なことだと聞き入れられないこともあるし。膵腎同時移植も、患者にとって外来受診と検査の頻度が多くなり、身体負担も大きくてできるとはかぎらないし、実際に私は一度は試みたが力尽きてしまった」……

「先生が患者さんの気持ちになりきれないのは当たり前。私の意見も少しは役に立てたのでしょうか？　先生の役に立てたらうれしい」

……

「私が透析に行っているとき、母が淋しい思いをしていると思ったから、在宅血液透析で一緒に家で過ごせるとよいと思ってやりたかったけれど、その時は指導してくれる先生が見つからなかった」……

などの話を聞いた。そのゆっくりした、帰路の何気ない会話が今も頭をよぎるのである。約３カ月あまり当クリニックに通院したころの帰り道、彼女が「先生、もう在宅血液透析はあきらめようかな」とぼそっと言った。やむなく通院しやすい自宅近くの施設に転院していただくことにした。

彼女が転院してからも、時々、連絡はあった。就活してもうまくいかないこと、経済的に大変であることなど、朗らかな様子で話す中から、つらい心のうちが読みとれた。

約２年後、クリニックに彼女の友人から電話連絡があった。「昨日、警察から連絡があり彼女は自宅で冷たくなって発見されたそうです」。彼女は母親を失ってから、急激に患っている疾患が増悪していた。母親が彼女の傍らで温かくサポートをし続けていたのだと、そのとき実感した。

母親を亡くした精神的苦悩も病気の増悪の引き金になったと考えられた。愛する母も亡くし、在宅血液透析をあきらめ、仕事も失い、移植もあきらめ、生きる力を失ってしまったことが、おそらく緊急連絡もせずに発見されるにまかせたのでは、と思った。

彼女が、「私も先生の役に立てることができたらうれしいのだけれど、迷惑ばかりかけていて悔しい」とつぶやいたこと、私が「とてもためになった忠告でしたよ」と答えたとき、喜ん

でくれたことを思い出す。彼女も私と同じく人の役に立つことができる幸せを感じたかったのだと思う。

　彼女を悲嘆させていたのは、うまく進んでいかない人生、思うように動かない身体、死と隣り合わせの体調の悪さと将来への不安が渦巻いていたのだと考えられる。今でも、高樹町トンネルを通るたびに彼女との屈託のない会話を思い出す。彼女の58年の人生をその高樹町トンネルが私に語りかけているのである。

> **鈴木孝子さん**……南青山内科クリニック院長。腎臓病専門医。腎臓病や透析患者の診療をはじめ、移植者の術後フォローアップも行なっています。Life Bridge Japan のメンバーも数多くお世話になっています。患者の生活スタイルに合った治療を親身に考えてくれる頼れる先生。患者にはハードルが高い在宅透析や腎臓移植をわかりやすく説明する学習会を定期的に開催しています。

生かされる喜び

河合容子

「そうだ　うれしいんだ　いきる　よろこび／たとえ　むねの　きずが　いたんでも」、誰もがよく知っているアンパンマンの唄（「アンパンマンのマーチ」、やなせ・たかし作詞）。そう、生きることは決して当たり前ではなかった。

「河合さん、余命1年やったね。でもまだやることあるやろ？　まだまだ生きないとね」

　そのことばを聞いた瞬間、涙がどっとあふれました。

　完治することのない拡張型心筋症を発症して6年。食べること、動くこと、眠ること、息をすることすらもやっとで、だんだん生きる希望は薄れ、そう長くは生きられないことを自覚していました。育ち盛りの子どもたちを前に自分の身体が思うようにならないことへの不甲斐なさが怒りと悔しさになり、泣きながら遺書を書き留め、持ち物の整理を始め、私はいのちの最期を迎える準備をしていました。

　そんな私に届けられた光。それは心臓移植を待機するための補助人工心臓、ＶＡＤでした。冒頭のことばは、ＶＡＤ装着手術前日に教授が私にかけてくださったものです。あの日から、余命1年だったところを乗り越えて3年が経

ち、今を生きています。呼吸をして、お腹も空いて、食事も食べられて、眠ることもでき、身の回りのこともできるようになりました。けれど、機械を入れた身体への制約は多く、精神的に追い込まれることもあり、不安、焦り、恐れ。やりどころのない想いに悩まされる中で、いつも心にあるのはいただく"いのち"への戸惑いでした。

移植を待つ私の反対側には亡くなられた方がおられるということ。私の回復を願う家族の反対側には、愛する人を失って、悲しみの中で途方に暮れる家族がおられるということ。どれだけの覚悟を持って、私はこのいのちを受ければよいのだろう。自問してみるも答えは出ません。また、「私は人の死を待っているのか？ 移植を受けてまで生きようとすることはエゴではないか？」ということにも悩みました。

私は自分が助かるために誰かが死ねばいいなんて思ったことはありません。けれど、脳死ドナーの方から提供いただく心臓なくしては、私のその先はありえません。結局、私は人の死を待っているのか。この矛盾に悩み、臓器移植の意味を学ぶこととなりました。

そこで知ったのは、移植も提供も義務ではないということでした。臓器をあげる・あげない、臓器をもらう・もらわない。いずれの意思も尊重されなければなりません。どの選択にも優劣、正解・不正解はないのです。

最期は誰かの役に立ちたいと願って生きてきた方（ドナー）の想いと、その想いを叶えたいというご家族の想い、それをいただくのが臓器移植。決して奪ういのちではない。だから、その尊い意思でつないでいただいた"いのち"に対して、私は一生懸命生きることで応えればよ

いのだとそう思えるようになりました。

　機械を入れた身体にはいつ、どんな不具合が起きるかわかりません。抗血栓のために、血液凝固状態を管理しながらの日々は、常にリスクと背中合わせであります。長い待機期間は先の見えない、予測のつかない不安な毎日です。でも、そんな中でも自分にできることは何だろう……自分の存在する意味を探しながら、私も仲間も前に進みます。どうしてそれができるのか。それは死を前にして生きる望みに出逢ったからです。

　日本の移植事情は、世界に比べると本当に悲しいほど後れています。心臓移植を待つ人は650人（執筆当時。2018年5月31日現在で684人）を超えました。けれど1年間に移植を受けられるのはわずか50名余り。補助人工心臓を付けて、今では4、5年待つと言われてい

ます。それでも私たちはそこに望みを抱いて生きています。グリーンリボンの存在は、移植を待つ私たちにとって、ただひとつの光。これがあるから、私たちは前を向いて、歩いていける。

　移植手術を終えたら、すべてが元に戻るわけではない。そこからまた闘いの日々は始まる。けれど、私に生きて！とつないでくれた尊いドナーのいのちに励まされて、きっときっと乗り越えてみせる。そう思わされるのです。

　同じ志を持って生きてきた20歳の青年が去年（2017年）の暮れに不整脈で旅立ちました。光を求めて、光に向かって歩いていた青年です。30代の働き盛りの友人は、拡張型心筋症の発症が分かると仕事を辞め、実家に戻りました。待機中、脳出血を起し、脳に障害が残りました。これが日本の移植待機者の実情です。わずか2

パーセントの人しかたどり着けないとされる移植医療。奇跡の医療ではなくて、当たり前の医療となることを心から願います。

　アンパンマンは唄います。「なんのためにうまれて　なにを　して　いきるのか／こたえられない　なんて　そんなのは　いやだ！／いまを　いきる　ことで　あつい　こころ　もえる／だから　きみは　いくんだ　ほほえんで」。生きていることは特別なこと。今はＶＡＤに生かされ、いつかドナーに生かされる私のいのち。生かされる喜びをまっとうしたい。

河合容子さん…千葉県在住の心臓移植の待機患者さん。出会いは「脳死移植を推進する会」会合後の懇親会でした。終始笑顔でお話しされていて、つくづく内臓疾患に苦しむ患者さんは、見かけからその障害の重さを他者が推し量ることの難しさを痛感しました。拡張型心筋症を発症して補助人工心臓の植え込みをしており、現状、単独での外出は禁じられています。彼女のすごいところは、心臓移植の機会を待ちつつ、自分と同じ病気で移植を必要としている人が日々どんな不安や悩みを抱え、死と隣り合わせの生活をしているのかなど積極的に情報発信を行なっていることです。同じ病気の仲間を集い、社会問題を解決するための情報交換の輪を広げています。

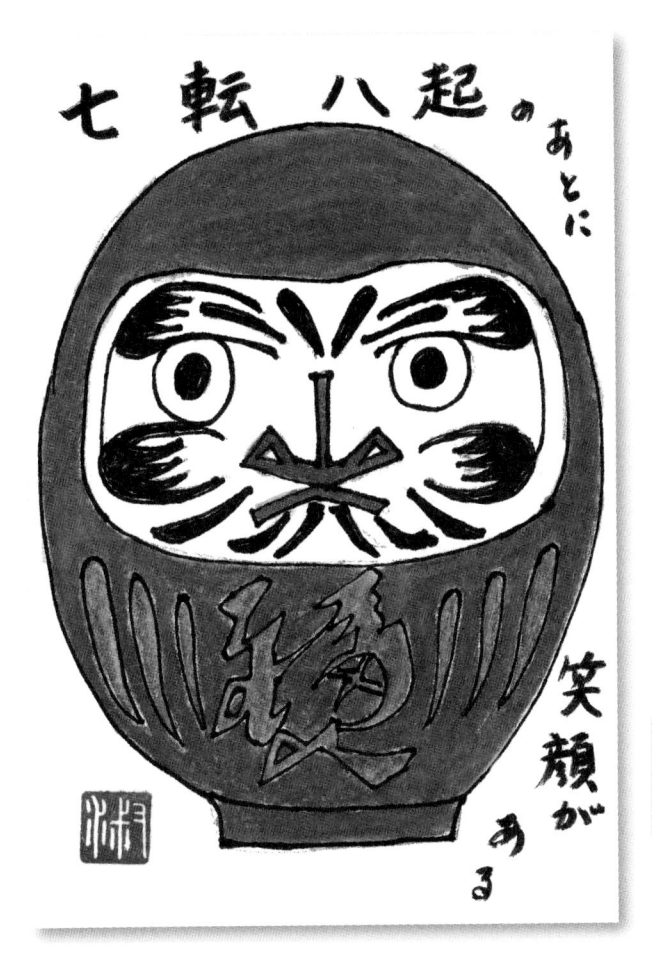

七転八起のあとに笑顔がある

清水淑子さん（絵手紙）
人生には山あり谷ありですが、常に前向きな気持ちで頑張れば、いつしか幸せな笑顔になれる。

あの日の出来事といのちを想う

松野直徒

　窓の外に降る雪を見ながら、物言わぬ友の顔をただただ見ていた。

　友の死はあっけなかった。不治の病と闘う彼は医師であり、その診断能力の確実さで多くの人を救った。懸命にリハビリを続け、病との闘いに明け暮れた４年間。彼は、己の呼吸筋力が力尽きる日が近いのを悟ったのだろう。最後には、一切の栄養、治療を拒否して、鎮痛、鎮静のみを続けながら、家族に見守られ天国へ飛び立った。生きること、とは何だろう。

　彼の病が発見された 2014 年、私は、わが国最北の医学部、旭川医科大学に赴任した。７月に副診療科長（消化器外科、移植外科）、同時に医療安全管理部、診療科のリスクマネージャーとなり、院内で発生するさまざまなインシデントを見ることとなった。つまり医療ミスを検証し、検証される仕事を担当している。

　移植医療、特に、最後の砦、救命のための肝臓移植医療は難しいものであると痛感する。肝臓移植が必要とされる患者、ご家族は、多くの場合すでに死を意識している。現代の医療では、闘うのは外科医だけでない。内科医、集中治療医、循環器、呼吸器、放射線科、栄養、リハビリ、同じベクトルで闘う姿勢と総合力が問われ

る。総合力が必要であり、チーム全体のベクトルがばらついてはならない。一方、結果が残念なものに終わった時、この歩みを止めることは本当に正しいことなのだろうか？　止めることのできる人は誰なのだろうか？　断ることはできるのであろうか？とも思う。

　最後の砦という点ではこの最北の大学病院も同じ状況である。旭川医科大学の肝臓移植は少ないが、外傷など消化器系の緊急手術、心臓血管外科も含めてかなりのハイリスク症例を手術している。小児もそうである。東北6県よりも広い北海道に大学附属病院は三つしかない。大病院は、札幌と旭川に集中している。緊急手術のために救急車で何時間もかけて運ばれてくることもある。吹雪の日はドクターヘリも飛ばない。輸血も豊富にはない。足りなければ札幌まで発注する。こういうところでハイリスクの手術はしてはいけないのだろうか？

　旭川医科大学外科は、教授が積極的に、死亡、合併症カンファレンス（mobility and mortality conference）を行なっている。自分が執刀した症例に対してもである。いのちに対する姿勢がぶれなければチームの力は確実に成長する。

　2017年8月、私は国立大学法人旭川医科大学の最も新しい講座、移植医工学治療開発講座特任教授を拝命した。消化器病態外科分野（消化器外科、移植外科）講師、副科長、そして卒後臨床研修センター全外科系責任者副センター長兼務で、地域医療も担う若い医師の育成にもかかわっている。

　以下、開講記念及び教授就任祝賀会での私の挨拶の一部である

札幌の高校を出て長く北海道を離れた私が、このようなお祝いの会をしていただけるのは夢のようです。余市ニッカウヰスキーを作り出した竹鶴政孝はその理想の土地を北海道に求めました。いまも工場のある広大な土地を提供したのは、ＮＨＫ連続ドラマ『マッサン』で風間杜夫演じたにしん御殿の大将、但馬八十次のおかげだと言われております。現在の私は、旭川医科大学消化器外科という土地に、古川博之教授という導く人、但馬八十次のような豪快な中央精工佐々木工社長と人に恵まれたのだと思っております。

私の医療における精神的なバックボーンは、やはり京都大学、アメリカ、国内、国外に肝臓移植の勉強に出かけ、多くの先輩、仲間と知り合い、そして、東京医科大学で立ち上げ、52例の大人の生体肝移植を行ない、最後に自分で

閉じたという経験から来ています。忙しい年は、月２度の成人生体肝移植、繰り返す肝生検や再手術、定時の肝切除に月２度の腎臓移植、夜は、腹膜炎の緊急手術が続きました。肝臓移植は、血液型不適合や、透析患者、直前に肝がん破裂や、大腸がん合併さらに術中ＣＨＤＦ（持続緩徐式血液濾過透析）と、厳しい症例ばかりでした。

実は７年間で150例ほどの紹介がありました。適応判定委員会を通り、移植できた52例の方のうち約４割はほかの大学でのお断り症例でした。京都大学の力を借りて進めました。病棟よりＩＣＵでの生活のほうが長かった７年間でした。これが私の屋台骨です。

（中　略）

進めるべきベクトルは関連性をもって進んでおり、皆様のご理解とご協力を得て、私自身努

力を重ねつつ、旭川医科大学消化器外科、一般外科同門会に恥じない業績を積み重ねていきたいと思います。

次世代のためにも志を高くし、歩んでいく所存ですので、どうかよろしくお願いいたします。

私は10年もかかってやっと、わが国の生体移植の危うさに気が付いた。透析している生体腎ドナーがいることも知っているし、生体ドナーが肝切除後に危険な不整脈を起こし心臓マッサージをしたこともある。そもそも、腎臓が二つある人より、一つしかない人のほうが、長期的にみるとリスクが高いのは、素人でもわかる。

なんとか善意の提供を増やして生体移植を減らしたいと思い、Life Bridge Japan を創設した。創設の日、東京マラソンが行なわれていた。Life Bridge Japan は5周年といってもまだ走り始めたばかり。社会的側面を強く持つ移植医療において市民活動は重要である。共に手を携える仲間を増やさなければならない。

5周年を記念した出版事業、そういう意味では Life Bridge Japan は次のステージに入ったように思う。

松野直徒さん……旭川医科大学外科学講座、移植医工学治療開発講座特任教授。Life Bridge Japan 創立時からの顧問。腎臓や肝臓移植を数多く手掛ける。脳死ドナーに限らず、心停止後にも臓器提供の貴重な意思が活かせるよう、臓器保存の研究をライフワークとしている。助かるいのちを確実に救える世の中に、研究と社会啓発に取り組んでいます。

VI
いま何を想う

80歳、90歳が変える未来

多賀八重子

90歳前後の私の知り合いの方々は、異口同音に「ピンシャンコロリと（あの世に）行きたい」「今、この元気なうちなら子どもたちに迷惑をかけないから、早く死にたい」とおっしゃいます。

何ともったいない。その方々が子どもの時は、親に従い、孝行し、結婚後は嫁ぎ先を守り、姑に従い、老いては子に従えの教育を受けてこられたのでしょう。若い人の生活を乱したくない、世の中の事は若者に任せ、老人は口出ししないほうが良いとおっしゃいます。

近頃は、目を背けたくなる事件が多く、同じ人間なのにどうしてこんな事ができるんだろうか。親のしつけなのか、環境なのか、子どもたちが自ら死を選ぶことも多く、聴くだけでつらく悲しみます。子どもたちをとりまく環境が良くない、育ちにくい社会と言われ始めて30年以上過ぎているでしょうか。良い方向へ進んでいるとは思えません。

大人の価値観を子どもへ押し付けてはいけないと言いますが、善悪の判断すらできない大人が目立っているように思えます。政治を司る人々も「あきれてものが言えない」と言われながらも何事もなかったように平気な顔でまた出

てきます。大人たちがもっと子どもたちが生きる未来、社会環境を良くしなくてはいけないのに……。

　80歳を超える方々は大変な時代に育ち、苦労を乗りこえてきた方々です。それに比べて今は良い時代で幸せです。しかし、だまって"ピンシャンコロリ"を望み待っている場合ではありません。まだまだしなくてはならない大切なことがあります。

　私欲に走る大人たちにピシャリと苦言を言えるのは戦前、戦中、戦後をたくましく生き、今日の日本の礎を創ってきた方々だからこそ、皆さんだからこそ言えること、できることがあります。

　「早く死にたい」などおっしゃらずに、一人の力は弱くても大きなうねりになれば子どもたちの育つ環境は良くなるかもしれません。未来の子どもたちの幸せのために力をお貸しください。お孫さん、ひ孫さんだと思い、心豊かな生活の智慧をお授けください。笑顔があふれる未来のために。

多賀八重子さん……Life Bridge Japan の本部がある杉並区阿佐谷の民生委員を務めています。地域社会の奉仕活動に携わる。傾聴ボランティアに始まり移植医療の普及啓発事業の数々に惜しみない協力をいただいています。相手が誰でも「困っているの」「助けがほしい」の声にどこへでも飛んでいき、さっと問題を解決してしまいます。かっぽれを踊り三味線を弾く芸達者。

いのちの大切さと思いやり

小谷明子

「花は、なぜ咲くのでしょうか。人に観てもらうために咲くのでしょうか」

中学に入学して最初の理科の授業で先生に問いかけられました。それまで考えたことがなかった私は、答えに詰まりました。ほとんどの生徒が私と同じ様子でしたが、一人だけ「子孫を残すためです」と答えた生徒がいました。「いのち」について客観的に考えたのは、この時が初めてだったと記憶しています。

移植医療について専門的な知識はありません。もしも私が脳死になったら、臓器提供を希望します。私の身体の一部がどなたかのお役に立てれば幸いです。一方、臓器提供に抵抗を感じる方々もいらっしゃると推測します。

それにしても臓器移植法施行（しこう）から 20 年が経った今も脳死下臓器提供が 1 年間で 100 件にも満たない現実を知り驚くばかりです。さらに脳死下で臓器提供できる大学病院や救命救急センターの半数は、提供できる体制が整っていないという事実が残念でなりません。提供の申し出を無駄にすることなく一人でも多くの人が救われる環境であってほしいと切に願います。

学生の頃、電車の定期券を自宅に忘れてしま

い取りに戻り、小雨の中を小走りで駅に向かっていたところ一度もことばを交わしたことのない同級生のお姉さんがご自分の傘に私を入れて一緒に走ってくださいました。あの時の行為は、温かくて私の心に今も残っています。少し勇気を出して行動すれば、その人の持っている思いやりがどなたかに届き、やさしさの連鎖になるのではないかと信じてやみません。

　誰かが誰かのために手を差し伸べる行動は、Life Bridge Japan の活動に重なります。

「救えるいのちを増やす」ということに、微力ですがお力添えできたら幸いです。

小谷明子さん……製薬会社勤務。自分が食べる分は自分で稼ぐと自立心高く、人にはやさしい。Life Bridge Japan の良き理解者で支援者。実は（私・窪田の）高校の同級生。台東区浅草橋にあった名庭園「蓬萊園」跡に建つ都立高校で共に学ぶ。学生の頃のちょっとした思い出を今も忘れない。ピュアな心をもつ彼女だから、同級生たちから今も変わらず愛されています。

恩師への手紙

佐藤　毅

拝啓

このエッセイ集が先生のお手元に届くのは、北の大地の短い夏が終わり、そろそろ秋の気配を見せる頃でしょうか。いかがお過ごしですか。

早いもので、私が1997年度に教壇に立ってから20年が過ぎました。先生から学んだ「いのちの大切さ」を自校に限らず、各地の講演会、全国の小・中・高校で出張道徳授業を通して、児童・生徒たちに伝えています。

先生との出会いは小学4年生のときでしたね。先生は4年3組の担任で、私は4年2組でした。初めて先生を見たとき「お相撲さん？」

と思いました。お相撲さんのように大きくていつも汗をかいていて、こんな先生がいるんだ……という印象でした。そして5年生・6年生と2年間担任をしていただきました。

人は生まれてから幾人の人に出会うのでしょう。その中でも特に教員との出会いはその人の人間形成に大きな影響をもたらします。今までの私の人生で先生から受けた影響に勝るものはありません。当時から保健体育の教員になりたかった私は、先生の「いのちの授業」を受けてから、「自分の教科以外にいのちの大切さを伝えられる教員になりたい」と憧れの念を持つよ

うになりました。

　しかし、そう思うようになったきっかけ自体は最低でした。そのきっかけはクラス内のいじめだったのです。この5年生のクラスにはいじめがありました。先生の「いじめはだめ」「いけない」「するな」という禁止・否定する言葉ではいじめは一向になくなりませんでした。

　先生は色々と悩んだ末、いじめをなくすには「『性教育を通していのちの尊厳を伝える』しかないと考えた」と私が大学生の時、近所の喫茶店で先生からお聞きしたことを覚えています。私がその喫茶店に呼ばれた理由は、教職を目指す大学生である私に経験を積ませようと自治体の制度を活用し、そのとき先生が勤められていた小学校の水泳の授業に臨時講師として呼んでいただいたからでした。

　じっくり聴いていると、先生のお考えはただ単に「性」を教えるのではなくて、「いのちの誕生の素晴らしさ」を伝えようとしていたと感じました。自分の誕生や親や家族、周りの人がどんな願いをもって一人の誕生を待っていたかを感じ取らせたいと……。そのことから「自分のいのち」「友だちのいのち」「周りの人のいのち」に目を向けさせることで、力の暴力や言葉の暴力が相手に与える痛さや傷の深さをわかってほしかったのですね。

　実際に性教育が始まると、初めの頃は男子が茶化したり、女子は恥ずかしがったり、教室内は落ち着きがなかったことをはっきり覚えています。1回、2回、日に日に先生の手作りの授業の意味がわれわれ児童たちに浸透し始め、回を重ねるごとに教室の空気が変わっていきました。すると自然といじめもなくなりました。

　よく「いのちは尊い」「いのちは重い」「いの

ちは大切」と表現しますが、何か抽象的で、生徒たちにとってわかりにくい表現ではないでしょうか。また、近年、核家族化が進む中で、「生」や「死」を考え、家族で話し合う機会が少なくなったように思われます。

　私が教員になり社会を見渡したとき、臓器提供・移植のストーリーが目に留まりました。このストーリーには、死ぬ人、生きる人、医療従事者など様々な人たちが携わり、何よりも家族の気持ちが大きく関わってきます。生徒たちが「いのち」について考えるうえで最適な題材だと思いました。

　そして、私自身のいのちの授業のテーマを『生老病死』と設定しました。"生きる力"を培うために、「生」だけでなく「老」「病」「死」と体系化させたのです。私はただ単に臓器提供・移植を教えるのではなく、臓器提供・移植を題材にして、「いのち」について考える"きっかけ"を提供するということに重きをおいて授業をしています。

　生まれてから誰もが100％死に向かっています。誰もが直面し、生きていくために避けることのできない現実を若いうちに考えることは、生徒たちのその後の人生を豊かにし、充実させるうえで必要不可欠だと思いました。これもすべて先生の「いのちの授業」が土台になっています。御礼申し上げます。

　今まで先生をはじめ、家族、様々な人たち、社会の支えがあったからこそ、ここまでやって来られたことは言うまでもありません。この授業を深めていくと「生きるとは、生かされているということに気付くこと」だと思えてきました。そして、そのことに気付くと利己的な地位、

名誉、権力や学力より、一番大切なものは「いのち」だということが見えてきます。また、「教育」とは教えることではなく育てること、「教＜育」ということも教員生活の様々な場面から学んだことです。

「いのちの授業で日本を変える」、これが私のビッグピクチャーです。これからも社会への恩返しの気持ちを持ち続け、私が先生から受けた影響と同じように一人でも多くの生徒に、「自分のいのち」「友だちのいのち」「周囲の人のいのち」の大切さを伝えていけたらと考えております。その結果、少しでもいじめや自殺が減り、まあるい穏やかなやさしい社会になってくれることを望んでいます。

　文末ながら先生のご健康を心よりお祈り申し上げます。

敬具

2018 年 4 月　　往く春を感じる書斎にて

佐藤　毅

坂内美紀雄先生

佐藤 毅さん……平成 12（2000）年よりトキワ松学園中学校高等学校の保健体育科教諭として、「いのちの授業」に取り組み、いのちの大切さについて生徒や保護者と共に考える授業がその目指すところです。自校に限らず、全国の小・中・高校で出張道徳授業を行なっています。カリキュラムの中には「臓器提供・移植という選択ができる時代に、皆さんはどうしますか?」と、生と死に向き合う時間を設けています。また、自らも骨髄ドナーになった経験を持っています。平成 30（2018）年4月から東京学芸大学附属国際中等教育学校に移りました。新しい取り組みに期待が膨らみます。

今生きている奇跡に感謝して

宿野部武志

　私は現在49歳です。3歳の時に慢性腎炎にかかり、18歳で血液透析を始めてから31年が経ちました。現在は週3回1回5時間の透析を受けており、30年前に腎臓の機能を失って以来尿は出ていません。その間、常に病気と共に、そして医療のお世話になりながら今日を生きています。

　50年前は透析を受けるために高額な自己負担があり「金の切れ目が命の切れ目」と言われ、多くの方が亡くなられました。その後患者会が発足し、先人たちの血のにじむようなご尽力のおかげで、現在透析患者は恵まれた社会保障制度のもと、安心して治療を受けられています。

　大学を卒業し一般企業に就職して10年を過ぎた頃、自分自身が悔いのない人生を送るためにはどうしたらいいのか、いわば「人生のミッション」について深く考えるようになりました。自分の中の根っこを掘り下げていくと、そこで頭に浮かんでくるものは常に身近にあった「医療」のことでした。

　物心ついた時からずっと治療を受ける「患者」として医療のお世話になってきましたが、「受け身」としてのあり方ではなく、自分の体験と想いを活かして「医療」に貢献する患者のあり

方もあるのではないか。自身の中にあった、その強い想いに気付き、勤めていた会社を退職し、国家資格である社会福祉士を取得しました。

　その後、社会福祉協議会での相談実務を経て、2010 年に株式会社ペイシェントフッドを設立しました。ペイシェントフッドでは、腎臓病・透析患者の皆さんに、患者目線から必要だと思われる情報や検査値を入力し自己管理に役立ててもらえる Web アプリケーションを提供する Web サイト「じんラボ」の運営をしています。

　また、私をはじめとした腎臓病・透析患者、最近では他疾患の患者さんにも協力をいただき、患者の体験や想い、希望などを医薬関連企業の従業員や医療者に伝えることで、より良い治療や創薬、製品・サービスの開発・向上に役立ててもらうような研修事業も行なっています。特に製薬企業では業界内の規制により、エ

ンドユーザーである患者の声を聴く機会が少なかったこともあり、これまで多数の企業で研修の企画から運営まで務めております。

　今、私が大切にしているキーワードの一つが「患者協働の医療」です。患者・家族はもちろん、病気の有無にかかわらずすべての人、医療者、そして企業・行政がみんな一つの輪になっ

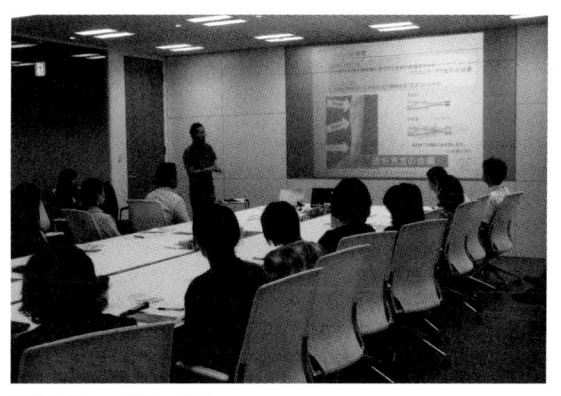

製薬企業での研修の様子

ているイメージの医療のあり方です。

　自身の治療は言うまでもなく、患者が日常から医療に関心を持ち、医療に関わる様々な立場の方々とつながり、具体的なゴールを定めて共有し、そのゴールを目指して共に歩んでいくという形です。

　多くの人に支えられて今ある大切でかけがえのない「いのち」のことを、他者にお任せにしていいはずがありません。ところが、以前の私は長い間、治療は医療者にお任せで知識を得ることを怠っていました。それを今は深く反省し、また同じ患者に後悔してほしくないと考え、この「患者協働の医療」を推進しています。

　そして「移植」も私にとっては大きなテーマの一つです。私は今、献腎移植の待機者です。登録してすでに20年以上経っています。4年程前、1年間に2度の連絡を受けました。最初

は2番目、2度目は5番目という順位でした。

　最初の時は透析中に連絡を受けました。毎年登録を継続はしていたものの、さすがに20年以上連絡がなかったので、かなり驚き動揺しました。透析後にタクシーで大学病院に向かい説明と検査を受け、翌日から入院しましたが、すぐに自宅待機となりました。そのまま5日が過ぎ、結局「ドナーの方の腎臓の状態が良くないので、今回の移植はできない」との連絡がありました。

　実はこの5日間が、私に献腎移植待機者としての心構えをつくってくれた大切な時間だったと思っています。というのもこの5日間、常に携帯電話を肌身離さずに持っていたわけですが「移植を受けたい」という気持ちはもちろんあるものの、同時に「今誰かが亡くなるのを待っている……」という想いに苛まれていたのです。

とてもつらい時間でした。

　これまで、様々な機会を通して移植を受けた方々と出逢い、そして移植の勉強会にも参加しました。移植は「いのちのバトンをつなげていくこと」であり、その繋いでいただいた大切ないのちで自分がどう生きていくのか、移植後のレシピエントとしての生き方が問われる医療であることを学びました。

　いずれにしても私の人生は「医療」により生かされているものです。この生かされている"いのち"でどれだけ「医療」に恩返しができるか、そして未来に何を残すことができるかが私の人生そのものだと思っています。これからも一日一日を大切に、感謝を忘れずに生きていきたいと思います。

宿野部武志さん……透析生活 30 年。この間ずっと献腎移植を待ち、登録をされている移植待機者です。脱サラして会社・ペイシェントフッドを夫婦で立ち上げ、腎臓病患者の幸せを支援する事業を全国展開しています（現在は一般社団法人）。「じんラボ」は新聞などにも取り上げられています。じんラボホームページ、ぜひ覗いてみてください。

冬の夜のおくりもの／父ちゃんのでっかい手のひら

竹内 晃

冬の夜のおくりもの

昔　僕のうちには　サンタさんが二人来た
一人は本当のサンタさん　もう一人はおじいちゃんサンタ
三年前　おじいちゃんが病気で入院してから　サンタさんは一人になった

おじいちゃんサンタは　スカンジナビアではなく　房総半島からやって来て
トナカイではなく　ブルーバードシルフィーにのってやって来る
あの駐車場で　赤い服と白いひげをつけて　やって来たんだね
喜ぶ顔を思い浮かべて　ドキドキワクワクしながら　着替えてたんだね
ひげがずれていたから　おじいちゃんだってわかったよ

ひげと帽子の隙間から見えたのは　おじいちゃんの優しい目だったよ

おじいちゃんが死んじゃったら　クリスマスが半分になっちゃった
あのね　おじいちゃんに最後にもらったプレゼント
仮面ライダーの変身ベルト　時々こっそりつけてるよ
お姉ちゃんもプリンセスのごっこ遊び　時々こっそりやってるよ

大好きなおじいちゃん　骨になっちゃって　小さな壺に入っちゃった
死んじゃうってこと考える夜は　とても長くて　怖いんだ

でもね　この前のクリスマス　来てくれたの　おじいちゃんでしょ
二階の窓が開いていて　子ども部屋に　贈り物があったんだ
僕わかったよ　おじいちゃん　本当のサンタさんになったんだね

冬休みのお姉ちゃんの宿題　夜空の天体観測
オリオン座の左上の星　おじいちゃんみたいに笑ってた

あれ　もしかして　二月三日に来るやつも　おじいちゃんなの
すべり台の上の　ふざけていた僕を　オニのように怒ったね
もう一回ぐらい　思いっきり怒られたかったな

そんなふうに思ったら　またいつかどこかで　会えるような気がして

あのね　おじいちゃん　僕　バスケット選手になるよ　絶対

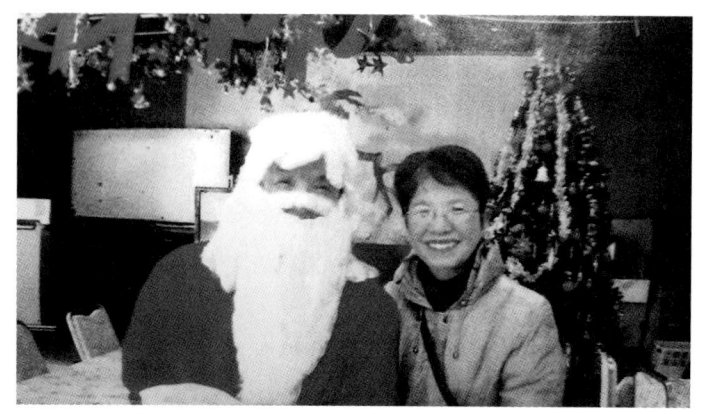

おじいちゃんサンタの父そして母。「おしどり夫婦」と評判だった

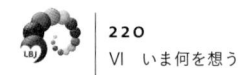

父ちゃんのでっかい手のひら

父ちゃんのでっかい手のひらに　俺はいつも包まれていたような
父ちゃんのぶっといその腕に　俺はいつも甘えていたような
病気でやせっぽちになった　その腕が悲しくて
涙が出てきたよ
一度も勝てなかった腕相撲　簡単に勝てそうで
涙が出てきたよ

父ちゃんの手のひらはでっかくて　父ちゃんの指はごつごつしてて
手を握られると　骨が折れそうなくらい強くて
風呂あがりに見せびらかす力こぶ　父ちゃんは常に最強の父ちゃんで

赤ちゃんだった俺はその手に　高い高いをせがんでいたのかな
子どもだった俺が川におぼれた時　その手で力強く引き上げてくれたのかな
大人になっても大人になれない俺が　社会にのまれた時

父ちゃんはその手のひらで 「大丈夫だ」「負けるなよ」って
何度も俺の背中を押してくれたのかな

幼稚園の運動会で　一等賞で駆け抜けた父ちゃん
父ちゃんは常に俺のヒーローで
無邪気で　まっすぐで　少年みたいな父ちゃん
父ちゃんの次の夢　聞かせてよ

父の日には　ちょっと早いけど
今日は無性に「ありがとう」が伝えたくて
下手くそな詩　贈ります
言葉にできないくらい
本当に　本当に　本当に　本当に　本当に　本当に　本当に

父ちゃんのでっかい手のひらが　少しだけちっちゃくなったから
今度は俺が力いっぱい　その手を握り締めるよ
「大丈夫だよ」って

だけど父ちゃんの手のひらはでっかいね

その手で家族を一心に　支えていてくれたんだね

竹内 晃さん……白血病を患い臍帯血移植を受けた父親を持つ。福祉施設職員。闘病中の父を励まそうと気持ちを詩に込めて送り続けましたが、祈りは届かず天に召される魂を見送ることとなりました。誰よりも大好きな、尊敬する自慢の父親に送った最後の詩と、バスケットボールの名監督だった亡き父を偲んで。「冬の夜のおくりもの」は晃さんが息子（父にとっての孫）の目線で綴った詩です。

震災後の福島の医療に携わって

立谷陽介

　東日本大震災が起きたとき私は医学生で東京の新宿にいました。新宿も揺れたので大学に避難し、基礎医学研究室のテレビで被害の様子を見ました。津波が東北地方の太平洋沿いを飲み込んでいく映像が映し出され、私の故郷である福島県の浜通りも大きな被害を受けている模様でした。とりわけ福島県浜通りは東京電力第一原子力発電所が津波の被害を受け、恐怖と混乱に陥っていました。

　東北新幹線や東北自動車道も影響を受けていたので、私が地元の福島県相馬市に帰れたのは震災から1カ月経ってからでした。仙台からバスで南下する途中、生活に関わるあらゆるものが残骸（ざんがい）となって、海岸からはるか離れた高速道路にまで運ばれ、積み重なっていました。ずっと見ているうちに現実感が乏しくなり、それがかえって大自然の災害の恐ろしさを実感させました。

　実家の家族と親戚一同は無事でしたが、叔父の家が津波で流されていました。原発事故の影響は未知の段階でした。以後、福島県の相馬、双葉の相双（そうそう）地区は、長い間未曾有（みぞう）の事故と直面することとなります。私は大学の臨床実習もあるので、ほどなく新宿に戻りましたが、将来長

くこの事故と向き合わなくてはならないと、漠然とですが感じました。

　実は私は医者になるまで少し長くかかってしまいました。その間、つらい時期もありましたが、大学の先輩の松野直徒先生と出会い、臓器移植の実験に参加させていただいたことが、大きな支えになりました。実験では、首都大学東京理工学部の先生や学生さん、獣医大学の獣医学生の皆さんと出会い、机の上だけでない実地の勉強の大切さとおもしろさを学びました。

　この経験は私の医学に対するそれまでの考えを改めてくれ、気持ちを新たに医者を目指すことができました。人とのつながりに励まされた経験は、医者になっても仕事の垣根を越えた活動をしていこうという想いにつながっています。

　医師国家試験に辛くも合格し、私は福島県立医科大学で初期研修を始めました。福島県立医科大学は震災以前から医師不足に悩まされていましたが、震災後さらに不足していました。しかしながら、ありがたいことに県外から応援の医師や研究チーム、ボランティアの方々が駆けつけてくださり、私もいろいろな大学の先生方に教えていただく機会を得ました。

　特に放射線の影響については、東京大学医科学研究所の先生が相馬の病院で診療と調査を行ない、原子力発電所事故と正面から向き合う姿勢を見せてくださいました。正しい知識と実態把握によって風評被害を払拭（ふっしょく）する大切さがわかりました。他にも多くの大学の医師や医療スタッフの方々が応援に来てくださり、福島県は人とのつながりで成り立っていることを実感しました。

　つらい時は必ずやってくるもので、そういう

時に励まし応援してくれる人がいるから前向きに生きていけるのだと思います。医療は人の病気やけがを治すために技術や知識、薬などで治療を行ないます。が、それよりも人が生きていくうえで重要なことは、日常の人と人とのつながりこそ、苦難の時の支えになってくれるということではないでしょうか。

立谷陽介さん……福島県南相馬出身の青年医師。学生時代に移植用臓器の保存研究に参加。福島県立医科大学に籍を置き、現在は熊本に出向中。東日本大震災で実家が被災し、地元の救護支援にも携わりました。医師として働く傍ら、絵画制作を行なっており、数々の受賞歴を持つ実力派の作家です。代表作がお茶の水駅前のスワン食堂に展示されています。Life Bridge Japan 理事。

海外で教えてもらった日本の不可思議〜いのちの大切さと思いやり〜

寺崎美智子

私が、最も尊敬してきた人物の一人は祖父である。18歳の時には、あの世に旅立ってしまったが、50代後半になった今でも影響を受けてきたと感ずる。いのちの大切さ、健康であることのありがたさを子どもの時から語ってくれていた。

何より大切なのは、感謝報恩。感謝すると共に、その恩を忘れずに自分のできることで報いる。百聞は一見に如かず。どんなに見識を積んでも自分の目で見て経験する以上のことはないなどである。子どもの時分には、その意味が理解できない部分も多かったが、年齢と共に理解できるようになり、現在の自分をつくってくれたと思う。

その後のご縁で、臓器移植を手がけるお医者様に出会い現状の厳しさを見続け、少しずつでも前進すればと願っているが、いまだに日本は、諸外国に比べると認知度も低く移植数も伸びていない。日本では、どうして臓器移植が進まないのか。海外では、移植して他人のいのちを助けることが当たり前なのに、日本では特殊な事例と思われがちだ。

なぜ、このように感覚が違うのか。海外と日本の感覚のズレ、海外から見て初めて知りえた

日本の特殊性を述べる。臓器移植でもうかがえる "日本的感覚" を変えるためのヒントにしてもらえればありがたい。

　まずは、世界の常識と日本の常識には大きなギャップがあることだ。日本の常識は、海外では通用しない場面が多いのである。私も、経済問題、環境問題などの海外調査を通じて体験してきたが、日本での当たり前は、海外では通用せずカルチャーショックを受けたことも少なくない。

　一方で日本と似ている国に出会ったこともある。なかでもアイスランドとブータンが日本人の感覚と似ていると感じた。ここにはいくつかの共通点がある。どちらも外国による占領経験がほぼなく、文化を上書きされないまま昔からの固有感覚が続いているのだ。

　これは、地理的に、島国、山奥の国ということで、隣国から離れ、安易に入れない場所にあったこと。資源がなく、占領する利益が少なかったことである。特に日本は、欧米からは極東、地の果てであったので、困難な旅をしてまで占領する価値はなかったのだろう。しかし、現在は交通手段が発達し、太平洋を渡るのも簡単になり、大国の位置関係も変わってきている。もう昔と同じようにはいかない時代が来ていることを認識してほしい。

　日本のように暗黙の了解で話が通じる国など、外国にはほとんどない。一方で海外では、文化が異なりことばによる主張なくして、了解はありえないと考えられている。海外で生活、学んできた帰国子女と一般日本人学生とは、感覚が違うと惑ったことがありませんか。

次に、日本人が以前持っていた誇り高き感覚も変わってきている。たとえば日本の若者に、「日本は大きい国か小さい国か」と質問すると、ほとんどが小国に過ぎないと答える。なぜ小さいと思うのか聞くと、国土が狭い、バブルがはじけて経済も停滞し以前のような力はないと答える。

　では、一般に国の大きさを計る基準は何かと問うと、国土の広さ、人口、経済力、軍事力が挙げられる。確かに国の領土は世界の中で60番目程度と決して大きくないが、海域を含めると9番目である。人口は2017年データでは、1億2,600万人で世界11位。ヨーロッパの英仏は6,400万人程度で、実は日本の半分くらいでしかないのである。ＧＤＰ（国内総生産）は、アメリカ、中国に次いで第三位、軍事支出も世界8位で、ドイツの9位より多い。

　どの点でも日本は世界の大国クラスにあるのだが、日本人自らそれを認識していない、これはどうしたことなのか？　現在の日本人が自分の国について知らないし興味もなく、誇るどころか、すでに落ちぶれた国と思い込んでいるのは心配だと、あるアメリカ人から言われた。今や、第二次世界大戦で、日本がアメリカと戦ったことすら知らない若者が多数なまでの状況になり、アメリカ側は、日本人の大和魂を抜きすぎたと困っているらしいと聞かされた。これも敗戦占領で日本文化に上書きされたのであろう。

　いのちを大切にするためには、心の健康を保つことが重要である。日本人は、物質的には恵まれているが、幸せを感じている人は少ないというデータが多く存在し、海外の人々は首をかしげる。

海外を巡っていると、今日を生きていること
や家族と一緒に過ごせることが何よりも大切だ
と話す人と出会う。

　ケニアの動物保護区に出かけた際に、現地人
のみが生活する集落に寄り、次期酋長になる
青年に出会った。最近までイギリスのケンブリッ
ジ大学に留学し文化、経済などを学んできたと
いう。もちろん、奨学金もあるようだが、一族
をあげて手作りのアクセサリーを販売し、その
留学費用を捻出したそうだ。その先進国での生
活をしてきた若い青年が、粗末な家で家畜の面
倒を見ながらの暮らしに戻ってきているのであ
る。夜には、ライオンの襲撃から家族や家畜を
守るために必ず見張りを交代に立てるという昔
ながらの生活をしているのである。

　彼は自分のルーツに誇りをもっており、家族
と一緒に過ごすことが、最先端の便利な生活よ
りも幸せで大切だと語ってくれた。便利なだけ
が幸せな生活ではないことを教えてもらった。

　同様な体験は他にもある。2001年のニュー
ヨークの同時多発テロの際に知人が犠牲とな
り、ニュースを見ては落ち込んでいる私の姿を
見た友人が、ネパールのムクティナート行きに
誘ってくれたときのことだ。ヒマラヤの山々に
囲まれた奥地を歩くと、そこには、現地の家族
がごく当たり前の暮らしを営んでいた。朝日が
昇ると共に活動を開始し、食事や畑仕事をして、
家族で助け合い、日が暮れると眠る支度を始め
る。それだけで十分なのである。

　ニューヨークの事件のことなど、この地の人
にはまったく無縁であり、自分の生活をしっか
り過ごすことのほうが貴重なのだと気付かされ
た。テレビや新聞からの情報など何の意味もな
さない生活もある。頭にそうした情報を入れて

も、それを自分でこなすことができなければ害になるだけ。自分の生活のためには直接関係のない衝撃の強い情報からは適当な距離を置くことが大切だと気づいた。

その時の経験は、東日本大震災の際に役立った。ボランティア関係者に、まずは自分が壊れてしまわないように気を付けながら、そのうえで自分に何ができるかを探そうと呼びかけた。とにかく現地に行かなくてはなどという情報に踊らされ飛び込んだものの、何もできず無力感に襲われ精神の状態を乱してしまった人が私の周囲だけでも何人も出ていたのである。その人たちのケアをするにあたり、自分の許容範囲を

認識してもらい、災害情報から引き離すことで自分を取り戻してもらった。

この平和な日本で生活できた私は、恵まれていると感じる。しかし、いのちの大切さについて、幸福感については、考える機会がすくなく、その重要さを認識できていなかった。これが平和ボケなのか、諸外国を見てそれを知ることになった。これからの日本人には、自国に誇りを持ちながらも、歴史や現状を自分の頭で考え、多様な文化に対応できるグローバルな人間に近づく努力を続け、いのちの大切さを再認識してもらいたいと考える。

寺﨑美智子さん……寺﨑法律事務所ファイナンシャルプランナー。パイロットインターナショナルのボランティア活動を通じて知り合い、Life Bridge Japan（LBJ）設立当初から会員として活動をサポートくださっています。世界中を旅行しながらボランティア活動を行なっています。世界的視野から日本の社会問題を指摘。LBJの「想いをつなぐアート展」や「いのちの架け橋チャリティーフォーラム」では写真撮影に協力いただいています。

自分も幸せ、他の人も幸せに

荻原広行

子どもの頃からバスケットが大好きで、ＮＢＡスターたちの華麗なダンクシュートに憧れていた。跳躍力や華やかさ、カッコよさに魅せられ、30年前に、僕と同じぐらいの身長の黒人選手がダンクを決めているのを見て、「すごいな！挑戦してみようかな……」と思ったのがバスケットボールとの出会いだった。そしてアスリートへの道を意識するようになっていった。

今の時代は自分を自分でＰＲする時代だ。専門書を買ったり、YouTube でダンクシュートの技能や知識をどんどん身につけていった。独自のトレーニングに熱中しすぎて２度も膝をけが

して半月板の手術をしたこともあった。跳躍では瞬間的に膝に物凄い負担がかかり、独自のトレーニングに限界を感じた。この時のけがは今でも悔やむ。未だに膝に大きな負荷はかけられない。

大学を卒業してからも、跳躍力を伸ばす挑戦は続いた。体を動かすことが大好きで、より高く飛ぶことを目標に打ち込んできた時間は絶対に価値があると信じていた。それにはけがをしないことが重要だと。社会人向けのスポーツトレーナーの専門学校に通うことにした。ここで自分の目指すアスリートのための理想的なト

レーニングを探し続け、最終的にウエイトリフティングというものに辿りついた。

　ウエイトリフティングの素晴らしさがもっと認知されて、誰もができる場所が増えるといいなと。地元、国立市で「くにたちウエイトリフティング教室」を開設し1年半が経った。

　僕には、早く走る、遠くに投げる、あるいは30％のシュート確率を60％に伸ばしてほしいといった運動技術は教えられない。しかし、体幹を鍛える、筋肉を鍛える、瞬発力や跳躍力、柔軟性を鍛えるといったことで、目標を達成できる体づくりをサポートしている。

　スポーツ好きな方々が、僕のようにけがをしないで安全、安心、専門的な指導のもとに運動能力を高めてほしいという想いも、トレーナーの道に進んだ一つの理由だ。若い頃の膝のけがには泣かされた。僕のようにけがで辛い思いを

する人間を増やさないようにとの思いは強い。

　一般の人にはウエイトリフティングは馴染みが少ないかもしれないが、パーフェクトなトレーニングだ。とにかく汎用性がある、バーベルを持ち上げる一連の動作は、全身の筋肉、足腰、背中、腹筋　全部を使い、鍛える。一気に全身の体幹力を発揮し、バランスを整える優れた運動効果を兼ね備えている。誰でも、その人のレベルに合わせてトレーニングができる。これさえやっていれば足腰の健康予防になり、いくつになっても自分の足で歩くためのトレーニングとして適している。

　教室のプレオープンに際し、Life Bridge Japanのシニアの方々を招いて、軽いバーベルを使ったリフティングを体験していただき、年齢を問わず、簡単な動作でも毎日続けることで足腰の筋肉を鍛えられることを知っていただけた。

今年、祖母を亡くした。アルツハイマーでも歩けるうちは元気だったが、寝込んでからはあっという間で、人間歩かないとすぐに筋肉が衰え、全身の健康を維持できなくなるんだと驚いた。寝たきりの人は足を動かす、座れる人は立ち上がる、立てる人は歩く、歩ける人は走る、走れる人はダッシュするなど、少しでも体を動かし運動機能を高める意識を持つことは大切だ。今できることにほんの少し負荷をかけた運動が理想。

多くの人が運動不足なのは、運動はつらいから。ダイエットもトレーニングも実際はつらい。苦あれば楽ありか、楽して苦は仕方がなしとするのか、どちらを選ぶかはその人次第。後者の方には何もしてあげることができません。

教室には様々な人が通われている。競輪選手やテニス、ラグビーなどのスポーツ選手のほかに、日々の健康維持を目的に来られている方もいる。昔に比べ男女ともにビジュアルに敏感になっているのか、筋肉をつけたい、きれいにやせたいという方も多い。ジュエリーで身を飾ることからスレンダーなボディづくりに意識が変わってきて、実際、市場が伸びている。

ダイエットに関しては、男性より女性は難しい。2カ月で5キログラムやせたい方を指導しても、2、3キロぐらいしかやせない。長期的な目標に変えても、さらに長期に延びてしまう。指導の仕方に問題があるのかもしれないが。男性は予定より早めに達成してしまう。数字にすると男性は97%、女性は75%。4人に1人は達成していない。体重50キロくらいの女性がダイエットに来られて、40キロ半ばくらいに減量すると、もう本当に細くて……。確かにスレンダーで美しいんですが。

でも、目標を達成すると皆さん変わります。もちろん見た目も変わりますが、やせたり、筋肉がつくと自信につながる。ことばが増え、積極的に他の人と混じって練習するようになる。はじめは、レベルの高い人への遠慮もあり、練習の輪に入れない人も多いのですが、積極的で社交的に意識が変わる。

　反面、マイナスにも気づいた。バーベルなどの道具の扱い方が雑になったり、トイレのドアの開け閉めなどに細かい配慮がなくなった。自信がつくことは良いことだが、今まで抑え込んでいたものが解放されることにマイナスの一面もあるようだ。別のことばで言うと細やかな神経が大雑把になったような。そのことに気づいてからは自分も注意しようと思うようになった。

　トレーナーの仕事を始めて気づいたことが他にもたくさんある。一人で主宰運営していると、自分が気づかないかぎり、気づけないことがたくさんあることを知った。これが僕の中で一番の気づきだ。

　人の健康維持に直接かかわることから、けがをさせないことに注意を払ってきた。しかし運動機能のレベルアップにはリスクはつきもので、ハードな練習とリスクのバランスの見極めが難しい。かつての僕が経験したやりすぎて体を壊してしまうことがないよう、能力を高める指導は、個人の経験と直感に頼るところも大きい。だからこそ客観的に見てくれる人の存在は大きく、経営を安定させてトレーナーを増員することが目標だ。そこから後継者が出てくることも夢見ている。

　僕はどうやら鈍感で気づかないことが多いらしい。友達のアドバイスや先輩からのお叱りも多い。そのことばに「そうだよな」「そういう

考えもあるのか」という発見が多い。第三者の重要性に気づいたのは幸いである。今の自分自身の課題である。

この1年半、慣れない起業で精神的にすり減ってしまった時もあったが、好きなことを仕事にでき、自分自身が楽しんでやっていることが多く、自分はハッピー。それでいいと思っていた。だけど、みんなも同じようにハッピーならいいがそうではない。ほかの人は失望している時にも気づけず、自分自身が幸せになってやっている状況が多かった。気づきの部分で自分をもっと磨いていかなくてはいけないと思った。

一方、変えられない性格もある。自分がやりたいと思ったことは人にも押し付けたいタイプで、「これがいいからみんなやろうよ」と。今後もかわらないと思う。自分がやりたいことに対し、賛同してくれる方と歩んでいけたらいいかな。自分自身の身体能力をまだまだ伸ばしていきたい。ますます活躍したいという思いもかなり強い。

経営者よりアスリートなんです。僕もハッピーでいたい、だけど皆にもハッピーになってほしい。この想いを胸に、僕を頼りに教室に通ってきてくれる人の期待に応え、移植者の方々の体力や健康維持をサポートしていきたいと思う。

荻原広行さん……パーソナルトレーナー。国立市でウエイトリフティング教室を主宰。移植者の健康管理に関心を抱き、生涯自分の足で歩くことを目標に、Life Bridge Japan 会員の体力維持のサポートを引き受けてくれています。

病院でプラスドライバー

小原弘道

　日本で初めて開発された臓器灌流保存装置を八王子医療センターで見せていただいたのが移植医療を知る初めての機会でした。移植医療に関する漠然とした知識しかないなかで、自分の専門である「流れ」によって"いのち"をつなぐ医療に貢献できると知った瞬間でした。

　拝見した装置は、一つでも多くの腎臓を移植待機患者の方に確実に届けるために開発された装置で、松野直徒医師が臨床研究で使用した貴重な装置でした。取り出した腎臓の中に保存液を流すことで臓器の機能を評価し、さらに少しでも良い条件で保存し移植できるようにする装置でした。

　装置の中を少しのぞかせてもらおうと、プラスドライバーを探しましたが周囲に見当たらず、窪田さんに病院中を探していただいたのが昨日のことのように思い出されます。工学部ならどこにでもあるドライバーが病院ではなかなか見つけることができないことに、新鮮な驚きを感じ、また、医学と工学の距離感を肌で感じました。

　エネルギー保存則は工学の中で必要不可欠な法則であり、この概念がなければ、蒸気機関に始まる動力装置や様々な物理学も発展しなかっ

たのではないかと言われています。この法則は、船医でもあったユリウス・ロベルト・フォン・マイヤー博士がインドネシア航海中に診察で見た血液の鮮明さからのひらめきとされています。また、エネルギー保存則と同様に重要なハーゲン・ポアズイユの式は、医師であったポアズイユ博士の血流研究の中で構築されたと言われています。この式は、血流に留まらず、工場などの配管やダクト内の流れを解析する際にも使われます。

このように、医学者による発見は工学に大きく貢献し、またその距離は非常に近いものでした。しかしながら、現代ではそれぞれの分野の細分化、先鋭化が進み、大きく距離が離れてしまっています。こうした中、流れの視点から工学と医学をつなぎ、医療に貢献ができればと思い研究に取り組んでいます。

機械工学をはじめ多くの工学は、暮らしを豊かにするために自動車や発電所などを作りだしてきました。一方で、そのことと引き換えに交通事故や、環境やエネルギーの問題など様々な問題を生み、人類が克服すべき課題を増やすというジレンマの中にいます。暮らしを豊かにするためのマイナスをいかにゼロに近づけるかという視点が求められます。

こうした課題を少しでも克服していくために、エアバッグや衝突防止技術、省エネ技術などがしのぎを削って開発されています。一方、いのちをつなぐための工学は、医学と工学の連携によって、治療や診断を高度化することで進められています。ひとりでも多くのいのちを守り、救うことにプラスの工学としての使命があります。

移植医療に大きく貢献することが可能な臓器

灌流保存技術は、一つでも多くの臓器を、確実に安全に待機されている方につなぐための技術です。臓器の保存から機能診断、機能回復そして機能再生へとその可能性に大きな期待があります。ドナーの方からお預かりしたかけがえのない"いのちの贈り物"である臓器を、確実に待機されている患者さんにつなぐことは、希望のリレーになります。

　私の研究室ではチーム一丸となって「いのちをつなぐ機械工学」に励んでいます。Life Bridge Japan を通じた多くの出会いの中で、移植を受けられた皆さんやそのご家族、また移植を待っている皆さんのお話を聴く機会を得て、ますますその想いを強くしています。

　いまや、病院でプラスドライバーを見つけることは難しいことではないようになりました。医工学連携はうまく回り始めましたが、まだまだ越えていかなくてはならない様々な課題があります。一つでも多くの希望を確実につなぐためのプラスの工学を目指すプラスドライバーとして、研究室のチームメンバーと共に邁進していきます。

小原弘道さん……首都大学東京システムデザイン学部准教授。下町ロケットで話題になったモノづくりで有名な大田区育ち。流体工学を専門とし、心停止後の肝臓や腎臓の機械灌流保存の研究開発を行なっています。Life Bridge Japan 副理事長。

人を助けるためのものづくりへの挑戦

吉川 遼

　私は現在工学系の大学院生として、「移植医療の拡大を目指した臓器の保存・再生技術」をテーマとして日々、研究を行なっています。これは末期の臓器不全患者への最後の砦となる移植医療において、最大の課題となっている絶対的なドナー不足の解消を目指した研究です。

　具体的には、"マージナルドナー"と呼ばれる従来の方法では移植に用いることができなかった、あるいは移植に用いるにはリスクが高かった臓器の保存・再生を行なうことで、一人でも多くのレシピエントに臓器を届ける、すなわち一人でも多くのいのちを救うことを目標としています。

　私にとってこの研究は、「人の助けとなるものづくり」をモチベーションに、非常にやりがいを感じることができ、同時に研究活動を通じてたくさんの挑戦をすることができたテーマです。本来の専攻は工学系でありながら、異分野である医学系にもまたがるテーマへの挑戦。動物実験をはじめとした、今まで触れたことのなかった研究活動への挑戦。そして何より得られた研究成果を報告することで、社会に還元する場となる学会発表や論文投稿への挑戦など、本当に多岐にわたる挑戦を経験してきました。

正直楽しいことばかりではなく、苦しいこともたくさんありましたが、多くの挑戦を通じてできた経験、そして自分自身の成長は、貴重な財産になっています。またこれらの挑戦を通じて、多くの出会いもありました。いつも親身に、そして熱く私の挑戦を支えてくれた指導教官の先生、専門的なアドバイスはもちろん、研究者として、そして人としても多くのことを教えてくれた外科医の先生方、日々の活動を共にし、同じものを見据えて共に挑戦した研究室の仲間たち、同じ志を持つ他大学の仲間たちとも出会うことができました。

　自分が心置きなく挑戦に集中できたことは、このような多くの方たちの支えがあってのことであり、同時に時に楽しく、時に苦しく、そして時には熱く、多くの方々と共有できた時間もまた、私の人生にとって何にも代えがたい財産です。

　最後になりますが、私の将来の夢は、エンジニアとして「あったら嬉しいもの」ではなく、「なくてはならないもの」をつくることです。そのためにもこれまで学んできたこと、多くの経験、そしてたくさんの人との出会い、自分の財産すべてを活用して、これからも挑戦し続けていこうと思います。

吉川 遼さん……Life Bridge Japan（LBJ）では、移植臓器の再生及び保存の研究開発支援も行なっており、特に学生や若手研究者をサポートしています。吉川さんは、首都大学東京大学院システムデザイン研究科、「流れ」で工学と医学と社会をつなぐ小原研究室に所属する大学院生で、主に肝臓の臓器保存に関する研究に取り組んでいます。2017 年日本臓器保存生物医学会総会では、「分割肝移植への機械灌流法適用の検討」を発表し、会長賞を受賞。ＬＢＪの「いのちの架け橋チャリティーフォーラム」では、映像や音声などを担当してくれています。

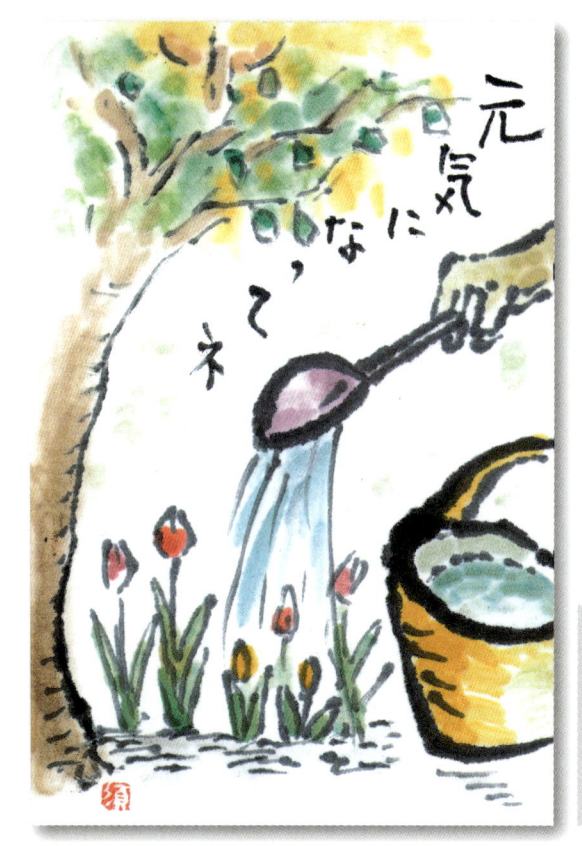

元気に
なって、
ね

浅倉須眞子さん（絵手紙）
杉並文化連合会「絵手紙の会」会員。絵手紙講師。絵手紙を
毎年送ってくださり、Life Bridge Japan（LBJ）の「想いをつな
ぐアート展」で紹介しています。ＬＢＪの活動主旨に賛同し、い
のちの大切さをテーマにした作品の中から、本書のために描いて
くださった一枚を紹介します。

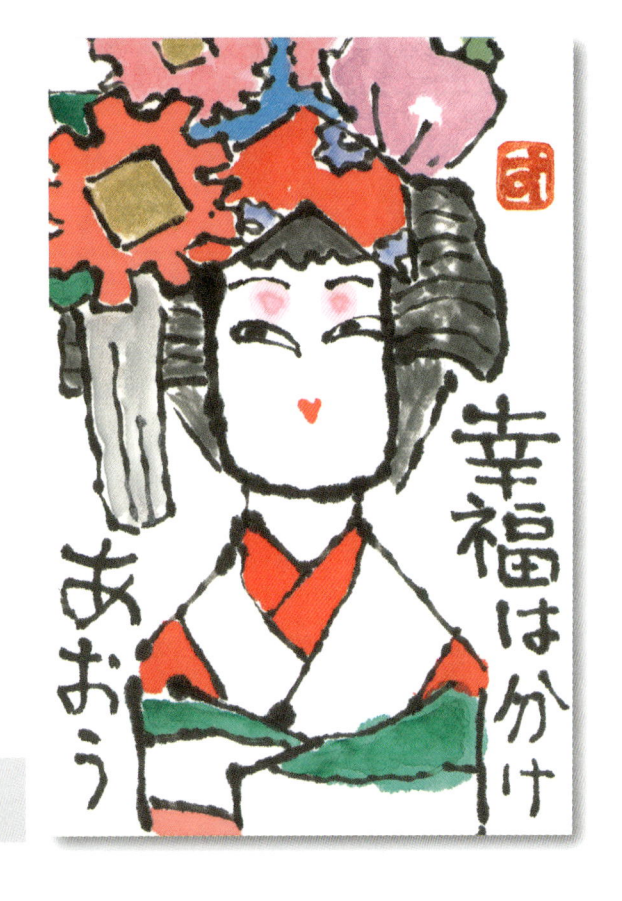

おちゃわんさん（絵手紙）
日本絵手紙協会公認講師

患者を想う私の使命

つくば大使

　私は某製薬企業に勤めております。臓器移植を受けた患者さんが服用される免疫抑制剤（めんえきよくせいざい）が適正に使用されるための情報を収集し、使用される医療従事者の方々へその情報を提供することを仕事としております。

　私はこの仕事にやりがいを感じております。なぜならば、臓器提供という「善意」によって成り立つ移植医療に、側面から多少なりとも関わることができるからです。

　「善意」が最大限活かされる＝移植された臓器が長期間機能し続けるためには、現時点では免疫抑制剤は必要不可欠です。であるならば、効果を最大限に、副作用は最小限にする薬品の使い方を追求することがわれわれの使命です。

　人の持つ免疫システムは未知です。しかし、免疫学者や移植医療に携われている医療従事者の方々の熱意と弛（たゆ）まぬ努力により「適正な免疫抑制」が確立されつつあるように感じております。「このような方法はどうだろう？」「もう少し薬を減らせないかな？」といった前向きな検討を患者さんごとに考えられている姿を拝見しますと、「自分にできることは？」「もっと頑張れることがあるのでは？」と奮い立つ思いです。

　薬は効果が求められ、副作用は嫌われます。

しかしながら、この両者はどうしても共存します。免疫抑制剤は副作用が多い薬でありますし、免疫を抑制するので感染症には細心の注意が必要です。それでも必要とする人が多くいる。自分の家族も服用している（違う病気ですが）。服用している方々が普通の生活ができることを目標に、少しでも多くの適正情報を全国の医療従事者へお届けしてまいります。

つくば大使さん……製薬会社勤務。何のために？　誰のために？　答えは「患者さんの幸せのため」と彼は答える。それは、一人ひとりのいのちを思いやるやさしさと仕事に対する熱意であった。いのちを救い、人々の健康を支え守る仕事の一つに新薬の開発がある。生涯、免疫抑制剤を服用する移植者の健康維持を支える重要な役割を担っている。私たちが普段お世話になっている薬にも、大勢の人の想いが詰まっている。普段目にする機会はないが笛を吹いたら現れるかもしれない……。

いのちを紡ぎながら

根上美恵子

世界遺産熊野の地に生まれ、四季折々の豊かな自然と人々の温かさに包まれて、父方の曽祖父は初代の村長、母方の祖父は初代の市議会議長、お遍路さんを泊めては祖母がおもてなしをする、そんな人の出入りが盛んな環境の中で少女時代を過ごしました。その後、叔父を頼って上京。東京で出会った夫と結婚、3人の子どもに恵まれました。働きながらの子育てでした。

末っ子が1歳になったばかりのときに突然夫がインドに行くこととなりました。半年後に夫が帰国して間もなくA型肝炎を発症し、2週間後には私と小学1年生の息子も発症。肝機能の数値が3,000を超し、いつ劇症肝炎になるかもしれない、予断を許さない状況になりました。感染していなかった小学2年生の娘を義父母の家に預け、1歳半の乳飲み子は熊野から父母が迎えに来、3カ月間一家離散状態でした。

この先私たちの生活はどうなっちゃうんだろう？　不安で不安で精神的にもまいっていた時です。友達が手紙をくれました。そこには「神様がくれた休養」と書かれていました。「ああ、そうか。神様がくれた休養だと思えばいいんだ……」。私の中で大きな変化がありました。あの時の友達のやさしさと思いやりに本当に救わ

れました。

　その後も、近所に住む義父母は孫を可愛がり慈しみ、子育てを助けてくれました。

　夏休みや春休みには、熊野の大自然を満喫しながら、子どもたちは海で泳ぎ、川遊びをし、祖父母の注いでくれる大きな愛情で伸びやかに過ごしました。

　職場にも恵まれました。子どもたちは「うちのお母さんの仕事はおいしいものを食べに行ったり旅行にいく楽しいところ」と話すほど、職場の交流の場にもいつも子連れで参加させてもらい、上司や同僚に恵まれ定年まで働き続けることができました。

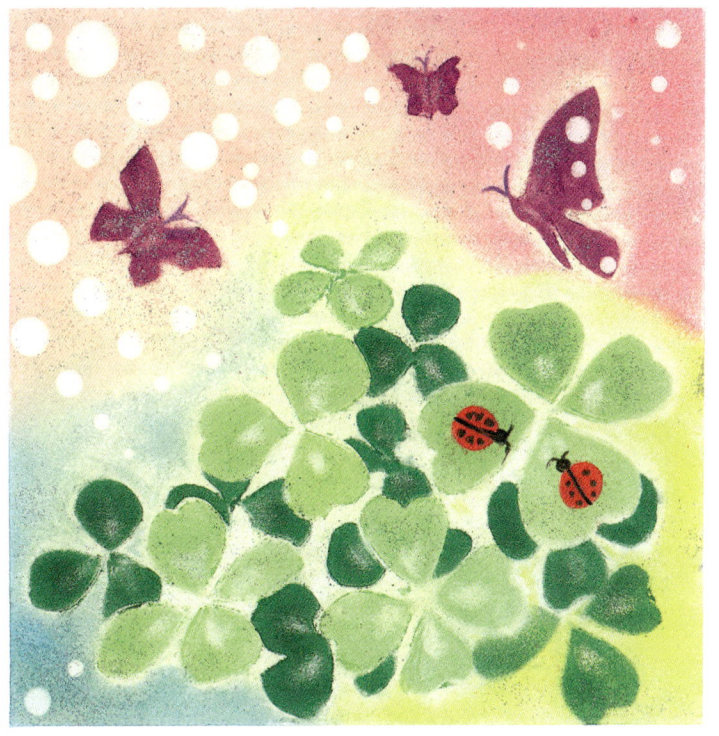

幸せを願いながら（パステル画）

こうして小さかった子どもたちは、たくさんの人たちの愛情に包まれて大人になり、今では親になり子育てをしながら働いています。

　自立して生きることの大切さは、私の背中をちゃんと見ていてくれていたから、とうれしく誇らしく思います。

　最近では、6歳の孫を手伝おうとすると、「バアバのやさしい気持ちはとてもうれしいけれど」とやんわり断られたり、3歳の孫に「一緒に遊ぼう！」と誘われたり。孫たちのその時々のことばに、成長を感じる幸せな時間を楽しんでいます。

　これまで支えてくれた方々に感謝しながら、これからも"いのち"を大切に紡いでいきたい。

　幸せな平和な世の中でありますように‼

根上美恵子さん…パステル教室で知り合い、Life Bridge Japan の「想いをつなぐアート展」でパステルアートのワークショップを開催してくれました。世界遺産の熊野のご出身。定年まで勤めた都内区役所では、尊敬する御祖父さんからの影響を受けて、困った人に手を差し伸べる惜しみない奉仕精神に溢れ、今もなお誰からも慕われ尊敬されています。「根上さま＝女神さま」と呼ぶ人もいます。

吾輩はソラである

佐藤綾芽

　名前はサトウソラ。白黒パピヨンの姿をした14歳のおじいちゃんだ。毎日寝ることが仕事と言ってもよい。外に散歩に行くこととドライフードとウォーターをもらうこと、そしてご主人様や家族に抱っこしてもらうのを楽しみにしている。

　毎朝家族を起こしに行き、そして行ってらっしゃい、お帰りなさいの出迎えは、吾輩（わがはい）の仕事でもある。だが、吾輩が夢の中で気持ち良く寝ていても起こされて、この仕事を強要されるのは、この歳だとちょっとつらい。今後要相談事項である。

　人間のことを何もわからない生後2、3カ月でこの家庭にポンと投げ込まれてしまった吾輩は、最初ブドウ糖ももらっていた。ご主人様は数時間ごとにブドウ糖をくれたので、元気いっぱいに大きくなった。1歳のときに両膝のお皿の部分がはずれて、手術と入院になった。すごく淋しくて不安な気持ちになったけれども、家族皆が見舞いにきてくれたのでとてもうれしかった。吾輩が10歳過ぎてからは病院通いばかりで、ご主人様のお金はヒラヒラと飛んでなくなってしまったらしい。

　左目が見えなくなり、よく見えないことにス

トレスを感じた。残っている右目の状態を保つために、今でもご主人様は動物眼科に吾輩を連れて行ってくれる。甲状腺ホルモンの病気にもなり、毎月薬をもらいに動物病院へ。歳をとるとお金がかかると嘆いているご主人様。

　吾輩のおかげで、なんとご主人様の家族の笑顔が増えた。笑顔を見るのは吾輩にとっても、うれしい。吾輩は家族の一員、それ以上の存在といっても過言ではないようだ。家族を一つにまとめ、何事があっても吾輩がいるだけで苦しいこと、悲しいこと、大変な出来事やつらいことがあっても乗り越えることができる、といつも感謝されている。癒しの存在、すなわちセラピードッグとも呼ばれている。

　母親のところにまだ一緒に居たのに「この子でどう？」と言われた吾輩は、その時は牛の赤ちゃんのように白黒の生き物（笑）だったが、即決でご主人様の家に来ることになった。来るべきしてわが家に来た、とご主人様に言われ、鼻高々である。

　黒い毛は白髪になってきたので見かけはおじいちゃんだが、吾輩の動きは元気いっぱいのイヌである。「ねえねえご飯まだ？」とか「そろそろ散歩行こうよ」などアピール上手で訴えることが、この頃の特技である。「弱いんだよな〜、その笑顔で見られると！」とご主人様に言われると、こちらもついつい図にのってしまうんだよなぁ〜

　数カ月前にご飯を食べる時に喉を詰まらせて窒息してしまった吾輩。後で聞いた話によると、目を見開き身動きしなくなってしまったらしい。これはやばいと思ったらしいが、ご主人様はあわてず騒がず、吾輩の胸や腹など体のいろいろな所をたたき、運よく餌を吐き出させる

ことに成功、息を吹き返した。「あ〜、生きててよかった!!」

「元気で長生きしてほしい！」とご主人様は毎日思っている様子。いつまで一緒に生活ができるかわからないが、一日でも長くご主人様と一緒にいたいと吾輩も願っている。吾輩がいなくなっても家族皆がいつまでも吾輩を愛していることには変わらないし忘れないと話してくれるので、吾輩は大満足である。

「ソラに出会えて本当に良かった。ありがとう♡そしていつまでもよろしく♡」とご主人様の独り言が聞こえてくる今日この頃である。

佐藤綾芽さん……札幌在住。札幌ユネスコ協会会員。家族ぐるみで立ち上げ当初から Life Bridge Japan の会員として、活動を支援していただいています。プリザーブドフラワーの教室を主宰。毎年、「想いをつなぐアート展」にカリグラフィーとプリザーブドフラワーを組み合わせたハイセンスな作品を出展。ポストカードでチャリティーバザーにも協力いただいています。

動物のいのちを想う

小峰 禅

　僕は周りが畑に囲まれた動物病院で獣医師として働いています。畑に囲まれた環境もあってか、のどかな雰囲気のアットホームな病院で、犬猫をはじめウサギや小鳥などの小動物を相手に診療をしています。

　僕にはある思い入れのある猫の患者さんとそのご家族がいます。その子は捨て猫で、保護された時、ダンボール箱の中でカラスに襲われていました。そのため片目に傷が残ってしまいましたが、今のご家庭に温かく受け入れられ、しっかりと成長していきました。

　ある時、排尿の様子がおかしいということで診察したところ、尿中の異常結晶によって尿道が詰まってしまい、排尿ができない危険な状態とわかりました。尿道閉塞は最終的には腎臓が傷害され、"いのち"にかかわる疾患です。緊急処置の後、尿道を拡張させる形成術で一命をとりとめましたが、大きな問題が残りました。

　猫の尿中に異常な結晶が発生し、膀胱炎や尿道閉塞を引きおこす「下部尿路疾患」は獣医療の現場ではよく出会う病気です。しかしこの患者さんでは尿酸アンモニウムという、発生のまれな結晶でした。この結晶は、原因として肝

臓に先天的な異常のある場合が多く、猫では非常に珍しい病気です。この子には、精密検査と治療のために二次診療施設への転院が必要でした。

　さらに困ったことに、転院まで待機している間に、尿酸アンモニウム結晶が尿管で結石になってしまい、腎臓に負担がかかる状態になってしまいました。二次診療施設では全身麻酔下でＣＴ検査の後、原因となる肝臓の異常と尿管結石に対する手術が行なわれました。猫で尿管結石を取り除く場合、術後の再閉塞が多いため、最近では尿管ステントと呼ばれる尿の流れを確保するチューブを留置することが推奨されています。この子の場合にも尿管ステントが使われ、手術は無事成功。術後の腎機能も安定し、その後の回復が期待されました。

　この患者さんの場合、今の獣医療として最善の治療がなされたと思います。しかし、術後の経過は決していいものではありませんでした。術後から尿管ステントの影響と思われる発熱や頻尿が続き、さらに尿酸アンモニウム結晶の原因だと考えられていた肝臓の手術をしたにもかかわらず、新たな結石が腎臓と尿管内に発生、尿管ステントの再設置術が何回も必要になるなど、度重なる処置が必要になりました。

　ご家族はひとつひとつの問題に対して、しっかりと向き合い、その都度獣医療として最善の対応を選択していきました。長期的な入院、数回にわたる手術、体の小さな猫のつらそうな様子。

　最終的にご家族は尿管ステントの抜去を希望しました。尿管ステントに伴う苦痛がなによりもかわいそうだと……。

　尿管ステントを外すという選択は、その患者

さんにとって命がけのものでした。結石によって尿路が完全に閉塞することがあれば、最悪腎不全で死に至ります。ご家族もその危険を理解したうえで、短い時間だとしても尿管ステントの苦痛のない生活をさせてあげたいと、ステントの抜去を決断しました。

いのちを優先するのであれば、尿管ステントは抜去すべきではありません。現にステントが抜去されたことで結石による腎不全は徐々に進行し、二つあるうちの腎臓のひとつはほとんど機能していません。もう片方の腎臓でさえ、尿の流れが滞り、腎臓に負担がかかっている様子が見られています。

現在この患者さんは、在宅点滴が必要なものの、生活の質が維持され、ご家族と一緒に元気に過ごすことができています。ご家族も尿管ステントが入っていたときよりも体調はすごくい

いと、定期検診時にはうれしそうに話してくれます。

これまでの治療で、ご家族は、経済的にも精神的にも、本当に大きな負担を背負いながら、動物の回復を願い、厳しい選択を繰り返してきました。今も尿管が完全に閉塞してしまうかもしれない不安を抱えながらも、毎日の点滴をはじめとする手厚いサポートを欠かさず行なっています。そして診察のたびに、これまで治療に関わった獣医師へ感謝のことばを述べてくれます。

このご家族は動物の病気といのちに対して真摯に向き合い、強い意思をもってその子にとっての幸せにつながる選択をしました。その結果4年以上にわたり生活の質が維持されているということは、獣医師からみて非常にまれなこと

で、ご家族の選択が報われたことを本当にうれしく思っています。

　この患者さんの定期検診の度に、いつも「動物のいのちを想う選択」について考えます。
　僕は動物の健康を守り、いのちを救い、ご家族に喜んでもらいたい一心で、日々の診療で獣医療としての最善を尽くす努力をしています。一方でこの子のように獣医療の最善が尽くされた結果、悪い影響（副作用）ばかりが発生し、治療自体が動物の苦しみにつながってしまうこともあります。

　僕は重篤な疾患を抱えた動物とそのご家族に向き合うとき、「獣医療の最善が必ずしも動物と人の最良の幸せに結びつくとはかぎりません」そして「どんな選択がなされたとしても、

動物のことを想っての決断は決して間違いにはなりません」と必ず伝えるようにしています。
　動物が重い病気にかかってしまった時、ご家族ごとに病気との向き合い方、いのちに対する想いは様々です。病気と徹底的に闘う決断をされるご家族もいます。治療に伴う様々な苦痛を避けるために、緩和的なサポートを選択されるご家族もいます。高齢の動物の場合は、その病気を寿命と考え、見守り、見送ってあげるという選択をされるご家族もいます。
　治療においてどのような選択がなされたとしても、ご家族は動物のことを思いやり、ことばとしてあらわせない苦しみを理解してあげようと必死になり、愛情をもって難しい決断を下します。
　僕たち獣医師は、常に獣医療の最善がその動物とご家族にとっての本当の幸せに結びつくか

を考え、ご家族と慎重に話し合っていかなければなりません。そしてご家族ごとの選択を親身になって受け入れ、またご家族に受け入れてもらえる治療を考え続ける義務があると思います。

　僕は、ことばを話すことのできない動物に親愛の感情を向け、そのいのちを想う人たちを心の底から尊敬しています。そしてそういう人たちを通して、いのちの重さ、大切さを改めて実感します。

　動物のいのちは何よりも尊重されなければいけません。そして、そのいのちを想う人の意思もまた何よりも尊重されなければいけないと思います。

　ご家族の動物のいのちを想う意思を受け入れ、大切にする獣医療を心がけていく。これが獣医師である僕にとってのいのちを大切にするということなのだと思います。

小峰 禅さん……こみね動物病院（埼玉県日高市）の獣医師。学生時代から移植臓器の保存実験を手伝ってくれています。自身の診療の合間に、実験に参加している後輩たちの技術指導に駆けつけて来てくれることも多々あり、信頼する強力な助っ人です。

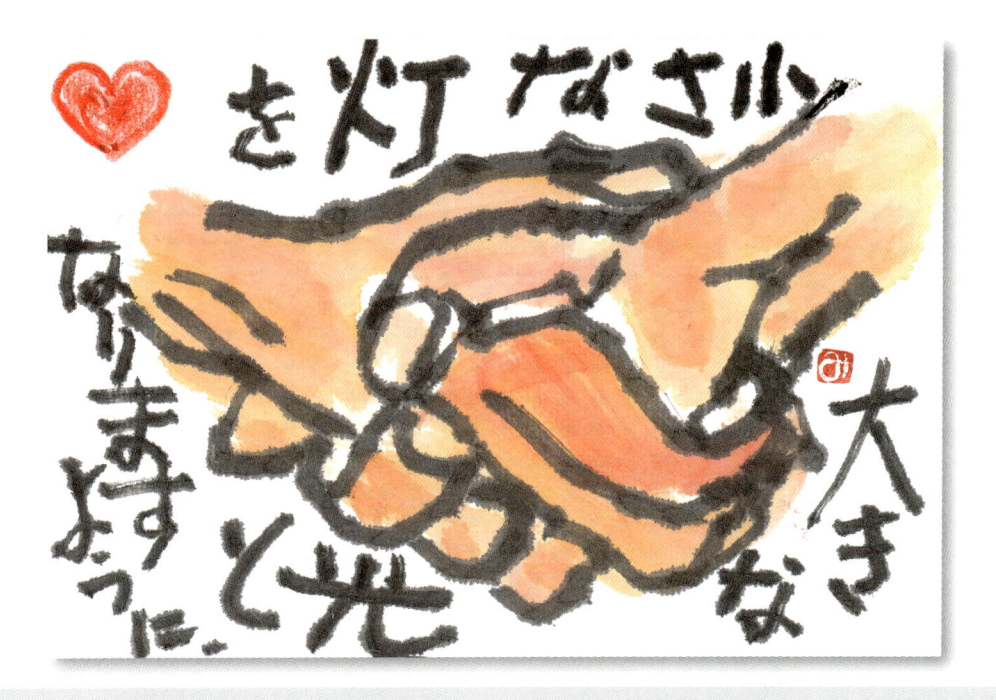

山田みちよさん（絵手紙）

絵手紙講師。絵手紙をシールに仕立てた、ぺたん絵手紙シールを制作販売。収益を東日本大震災などの被災地に寄付。支援活動に取り組んでいる中で、臓器提供意思表示カードの配布に協力いただきました。Life Bridge Japan の「想いをつなぐアート展」でも、ぺたん絵手紙シールの普及を応援しています。

移植医療に関わり、いのちと向き合い想うこと

中田智裕

　僕が獣医師を目指そうと思ったきっかけは、小学5年生の時に読んだ本でした。その本を読んだことで、漠然とでしたが動物に関わる仕事に就きたいと考えるようになり、獣医師という職業を目指し始めました。

　その後、家庭や学校の先生などの環境に恵まれ、着々と獣医師への道を進むことができました。

　このような道を進む中で、今回のテーマである「いのち」についての僕の考え方を大きく変えたのは大学時代でした。

　大学時代には動物のいのちの重さについて数多く考えさせられる場面がありました。

　研究室の飼育動物、動物病院の症例、ペットの安楽殺（あんらくさつ）の現状、近年の著しい環境変化に伴う野生動物の現状に関する授業など、なかでも大学の留学制度で訪れたアメリカ、アジアでは日本とは違う動物のいのちに対する考え方に、非常に衝撃を受けたのを今でも覚えています。

　アメリカの獣医大学を訪問した際には、飼い主の安楽殺に対する決断のタイミングに最も日本との差を感じました。アジアでは街中における動物の体格、行動、また人間に対する目付きが印象に残っています。

これから獣医師として社会に出る身として、これらの経験を無駄にするわけにはいきません。

　これらの経験を積んだ自分だからこそなれる、動物に寄り添える獣医師像を見つけ、実際にそのようになれるよう日々切磋琢磨していきたいと考えています。

中田智裕さん…移植臓器の保存実験を代々大学の先輩たちから受け継ぎ、獣医師を目指す上での手術技術も研鑽してきた今年、大学を卒業。4月から社会人1年生、いのちと向き合い獣医師として活躍しています。

やさしさのお返し

柴田惠子

　テレビのニュースを見ても新聞を読んでも、最近、目につくのは子どものいじめ、自殺。1人が何人もの人を殺したり、肉親の間の殺人。平気で人のいのちを奪う、そんなニュースに心が痛みます。生きたくても生きられない人もいるというのに……。子どもの時にもう少しいのちの大切さを教育できないものかと思います。

　でも、世の中そんな暗い話ばかりではありませんでした。

　3年前、歩道にたまった水たまりに足を滑らせ、骨折したことがありました。3カ月間、松葉杖の生活をしました。ギブスのとれた時のう

れしさ、リハビリの苦しさ……いろいろありますが、順調に回復しているのに自分の不注意でまた転倒。とっさに、足をかばうために手をついたまでは良かったけれど、今度は左手首を骨折してしまい、再びギブスの生活になりました。

　半年余りの不自由な生活の間に、思いがけず見ず知らずの多くの人に助けていただきました。電車の中で席を譲っていただいたり、買い物をしている時は「荷物をお持ちしましょうか？」と声を掛けていただいたり。自分が不自由な身体になり、はじめて知った人々の温かさでした。

ケガも悪くない。

　優先席にわがもの顔で座って携帯を使っている若者、寝たふり（？）をしている人、そんな人ばかりではありませんでした。

　今まで生きてきた人生のお返しに、年をとった自分でも何かお返しができないかなあと思うこの頃です。

柴田惠子さん……獣医師。ビーズや編み物のインストラクター。学習療法士。定年退職後は、傾聴ボランティアをはじめ、様々な Life Bridge Japan のイベントのスタッフとして会場に立たれています。「想いをつなぐアート展」では、老若男女を魅了する素晴らしい万華鏡の数々を展示してくれています。チャリティーバザーでは、彼女のハンドメイド雑貨も並びます。

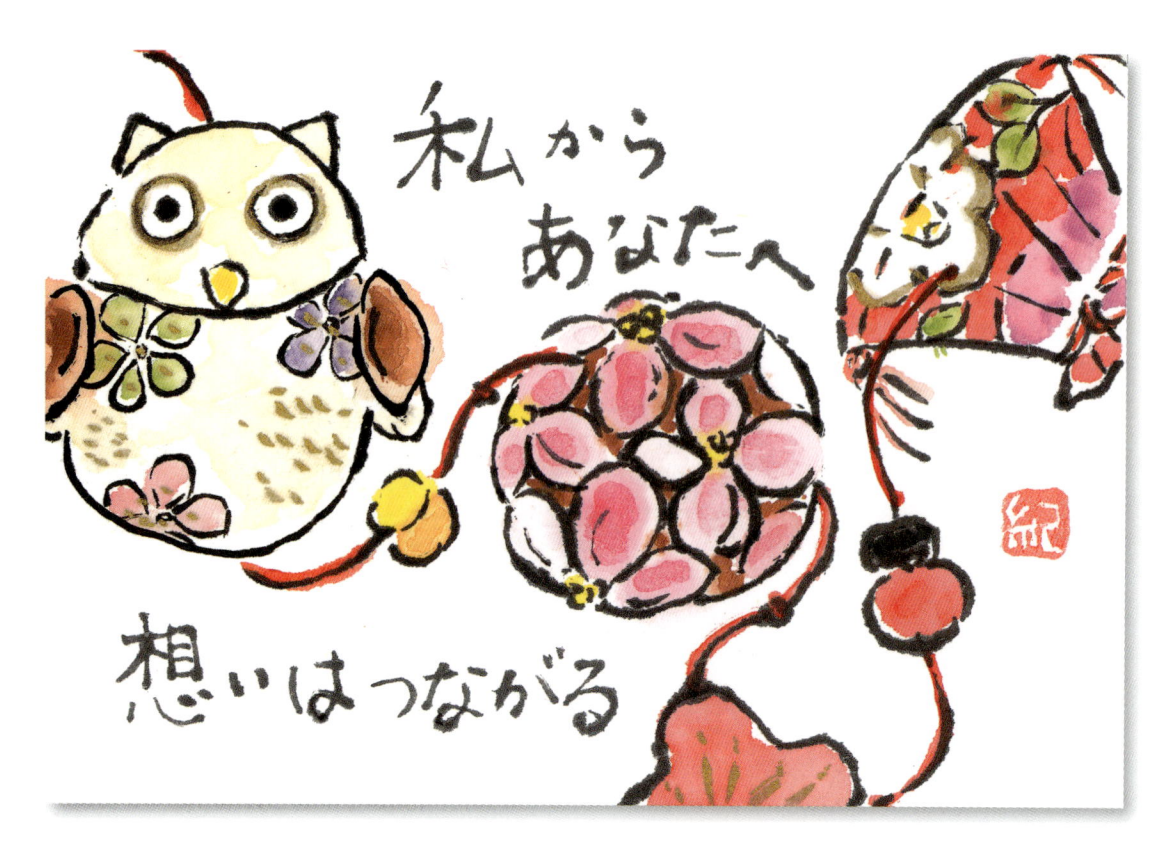

私から
あなたへ

想いはつながる

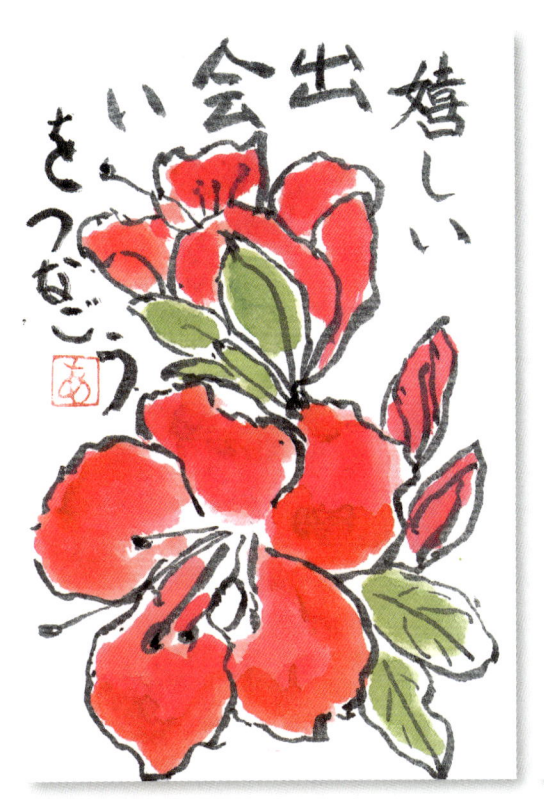

嬉しい
出会い
会いを
いをつなごう

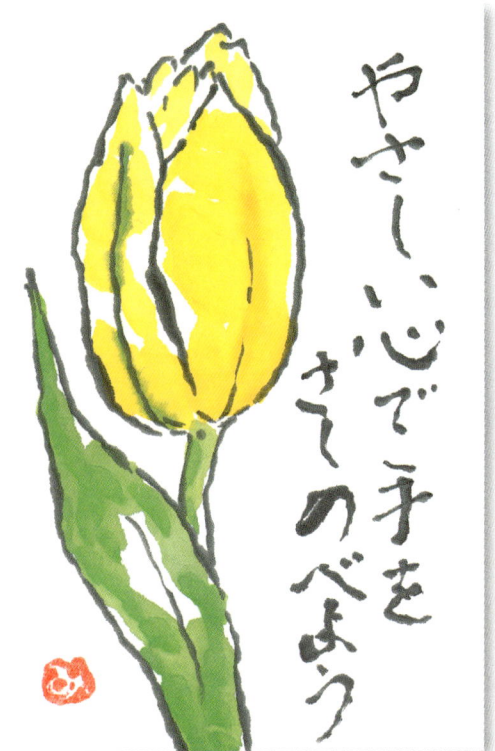

やさしい心で手を
さしのべよう

時間と記憶といのち

木村淳二

　私ごとで恐縮ですが、「年々時間が経つのが早くなってるな〜」と感じます。でも実際には老若男女関係なく誰にでも、「1日24時間」という時間は平等に与えられているものなので、自分だけ時間が早く過ぎるということはありません。しかし私の感覚では毎年毎年加速度的に時間が早く過ぎていくような気がします。なぜでしょうか。

　本当に自分勝手な考えで何の根拠もないことですが、私は「記憶が時間をつくる」と思っています。「人の時間は、その行為や思いがしっかりと記憶されることによって認識される」という考え方。

　なんかちょっと難しく言ってしまいましたが、具体的には次のような感じです。たとえば「先週の日曜日、何をしてたっけ」というような人がいたとします。その人は日曜日の記憶がないためにその日の時間は認識されず、空白の一日となって結果として早く過ぎたように感じる、ということです。

　この「何をしてたっけ」が増えれば増えるほど、空白の時間も増して時間の経つのがどんどん早くなっていくわけですが、その状態が今の自分なのだと思います。充実していてやりたい

ことはいっぱいあるけれど時間がない、というのとは正反対で、何をしたかは記憶に残ってないけれど、あっという間に時間が過ぎてしまう、というなんとも情けない現実がそこにあります。……

　また、こんな話を聞いたことがあります。30歳の男性が80歳までの50年間、毎日100円ずつ貯金し続けたとします。日本男性の平均寿命は80.98歳（女性は87.14歳）なので、30歳の人（男女）がその天寿をまっとうするまで欠かさず毎日貯金し続けたとしてもいいでしょう。果たしてその人はどのくらいの金額を貯金できるのでしょうか？

　わずか100円でも、毎日貯金するとしたら結構な支出です。それが50年間も毎日毎日欠かさずに貯め続けられるんだから、1千万円くらい貯金できそうなイメージがあります。とこ

ろが計算してみると、100円×365日×50年＝1,825,000円。たったの1,825,000円です。50年間ずっと100円ずつ貯め続けて、やっとこさ車1台買えるかなという程度の金額しか貯金できないのです。55歳の私だと残り25年なので912,500円です。ちょっと愕然としてしまいます。

　このことを別の違った方向から考えると、次のようなことが言えます。「私の人生は、912,500円あった貯金を毎日100円ずつ使っていって、残高が0になった時に終わる」ということです。その残高は、明日は912,400円、明後日は912,300円、明々後日は912,200円……という具合に、決して増えることはなく、毎日確実に減っていくのです。この話を人から聞いた時は、すごく焦りました。"いのち"が減っていく、という意識なんかまったくなかったで

すから。

　人は、生まれた瞬間からいのちの貯金を減らしながら生きています。そして自分の人生は果てしなく永遠に続くような錯覚を覚えていますが、実は本当に短いのです。くだらないことをいつまでも引きずって考えたり、やるべきことを後回しにしておくほどの時間はありません。

　しかし現実は、ただ朝起きて、仕事をして、寝て、また起きて、仕事して、寝て……を繰り返し、あっという間に数百円、数千円あるいは数万円かを意味なく使ってしまっています。今よりももう少し一日一日・一瞬一瞬を大事に過ごして記憶に残る時間をつくり、ただ漫然と「生きている時間」を精一杯「活きている時間」に

変えていかなければ、毎日少しずつ減っていく自分のいのちに申し訳がない。そう思います。

　なんだか小賢しくとても偉そうなことを書いてしまいましたが、いま現在私はそのような活きた時間をつくることなどまったくできていません。できてないから毎日が信じられないくらいに早く過ぎていくのでしょう。

　ただ、私は生来のポジティブ・シンキングなので、「まぁ、できてないってことはこれからの伸びしろがたくさんあるってことだな」などと言い訳に近いことを勝手に考え、今後の自分にちょっぴり期待しつつ、今日も無意味に100円を減らしながら相変わらずの一日が終わっていきます。これじゃあダメですね〜。

木村淳二さん…松野顧問、笹井理事と同じ八王子サッカーチームに所属。週末は試合に出場し、いつも真っ黒に日焼けをしているスポーツマンです。国立市で会計事務所を営んでいる税理士。国立市勤労市民共済会の理事として、地元商店街の活性化や市民の憩いの場づくりに携わっています。Life Bridge Japan の立上げ当初より経済面での管理運営を担ってくださっている。

八十路愚考

金井敏代

　昨年ついに 80 歳の大台を迎えました。

　日本女性の平均寿命は 87・14 歳と知らされ、あと数年はがんばらなくてはと思いました。

　老いとは？　嫌でも誰にでも訪れるもの、抗うことはできませんが何よりも心身ともに健康でなければと肝に銘じております。

老いは気から

　昔から「病は気から」と言いますが「老いも気から」ではないでしょうか。自分はもう〇〇歳だからと言い聞かせ、身体が言うことを利かないのも、きれいな服を着ることも、容貌が衰えるのも、あきらめてしまう。そして家に引きこもる。そんな時代はもう終わりました。

　おしゃれをして、音楽に親しみ、好きな相手とどんどん話をする、世の中の出来事にも常に関心を持ち、脳に刺激を与える等々、今が一番幸せと言える日々を過ごしましょう。

話し相手

　高齢者にとって精神の安心、心に寄り添うこと、これは身近な家族や友人が最も適任で最高ですが、なかなか理想通りにはなりません。

　身体は元気でも、心が淋しい、誰かに悩みを

聴いてほしい、家族や友人では本音で話せないなど、そのような高齢者のニーズに沿った話し相手。

一人では出かけられない、家族が遠方に住んでいる、マンションなどで近所に友人がいないなど、話し相手を求めている高齢者を対象に。

また核家族、他人に無関心、共働き、子どもの塾通いなどで昼間は独りっきりで、高齢者はますます孤独になる。このような高齢者を対象に疑似家族、疑似友人を金銭で解決する商売や、ボランティアが既にあります。

・傾聴ボランティア

Life Bridge Japan 主催の第1回傾聴ボランティア育成講座を受講しました。一人暮らしを謳歌していた義母が、骨折・手術・入院・リハビリなど孤独を強いられその折 " 傾聴 " が大いに役立ちました。

・ふれあい談話室

本人または家族などの依頼により月単位で請け負う。電話代金は利用者負担。事務所あるいは自宅で、曜日・時間帯を定め先方に通話、または受信待機。

・おしゃべり声の宅急便（シルバーインフォメーションルーム）

利用料金：ボランティア団体につき無料(週2回〜月1回程度)

・あんしんコール（杉並区役所高齢者福祉課）

利用料金：1時間500円

週刊誌・本の読み聞かせ

週刊誌や本を買いに行けない、目が悪い高齢者を対象に各自のニーズに合った記事を電話またはネットを使い、話題性のある記事、興味のある記事、本人の望む記事を読む、または希望

する本を読む。

- ・声の花束 (社団法人日本フィランソロピー協会)
- ・ＮＴＴドコモやゴールドマン・サックスなど各企業はＣＳＲ（Corporate Social Responsibility：企業の社会的責任）活動の一環として音訳サービスを展開

音楽療法

　所属していますボランティア団体で、以前ヤマハ楽器より提供された打楽器を老人ホーム数カ所に寄贈しました。簡単な 30 個ほどのキット（30 万円相当）を、集まった入居者に配りファシリテーターの音頭で徐々に盛り上がり、初めは眠っていた人、ぼんやり虚ろな目の人も徐々に太鼓を叩き、声を発し、活き活きとリズムに乗って楽しみました。

「お名前は」「お仕事は」と歌いながら尋ねると、歌いながら答える、解散して自分の部屋に帰るときには杖を忘れてスタスタ歩くなど、介護師さんたちは、あのお爺さんの声初めて聞いた！　あのおばあちゃんは杖がないと今まで歩けなかった！とうれしい驚きでした。

　高齢者は静かな音楽ばかりを好むわけではなく、活動的な明るい曲など特に好きです。聴くだけでなく、歌う・楽器を弾く・リズムに合わせて身体を動かす・アンサンブル行動を好む傾向があり、他者との交流や余暇活動などの充実を目標に、音楽を有効に利用し高齢者の「生活の質（Quality of life）」の向上に貢献する。

　音楽は、身体的な運動機能の維持・向上・訓練、そして精神的にも記憶や回想への刺激・言語能力の向上・ストレス発散の役に立ちます。

　お勧めの音楽教室には次のものがあります。

- ヤマハ楽器「健康と音楽」（60歳以上）
- アイオニアン・ミュージック・スクール「楽譜のいらない音楽教室」
- みどり楽器「ドレミパイプ（カラフルなポリエチレン製の軽いパイプ）」

おしゃれ

　白髪染めはもはや当たり前、男性国会議員の多くは80歳を過ぎても髪は黒々としています。髪の毛の減少をカバーするウィッグを利用している方も男女とも大勢いるはずです。昨年105歳で亡くなられた日野原重明先生は、「顔の老人性シミも、今は簡単に取れる。少しでも若返って毎日を楽しく暮らすように」と新聞のコラムに書かれていました。

　「歳相応の服を着る、妻・母親・祖母という役割に自分を合わせる、周りの人と同じように振る舞うという窮屈な常識はもういらない、もっと個性的、派手でも大胆でも因習にとらわれず好きなように生きる」と、存在感のある女優・樹木希林が謳っていました。人生のフィナーレをもっと楽しく夢中で過ごせたら、老いも悪くないと思います。

繋がる

西田奈穂子

2002年4月、小学校のＰＴＡクラス委員になった翌日から保護者の方々からの相談事が持ち込まれ、様々な価値観や教育観の違いにかなり戸惑いました。「子どもたちが善く育ってほしい」という想いは同じであるのに、教師も保護者たちもどこか歯車がずれているようでした。

何かいい方法はないかと探していた時に出会ったのが、まさに私の学びの第一歩となった文部科学省認定講座「生涯学習指導者認定講座」という通信教育でした。不思議なものでテキストの単元が進み、課題の提出・添削・復習を繰り返すうちに、私がパイプ役となってお話を聴くことで皆さんのベクトルが同じ方向に向き出し、それぞれの協力体制が自然と生まれてゆきました。

人と人が繋がることに魅了された私は、そのまま上級編も受講して生涯学習上級コーディネーターとなり、その後のボランティア活動でも大いに役立っています。

そんな中、同居の義母にステージⅢの肺がんが見つかり、キーパーソンとして、患者である義母と私たち家族、そしてドクター・ナース・栄養士・理学療法士を繋げる役目を担うことになりました。

無事に手術は成功し、術後のリハビリもがんばっていた義母でしたが、抗がん剤の副作用への恐怖が強かったらしく点滴が予定時間に始まらないと、かなりイライラしていました。症状が出て初めて副作用と分かるのですから、気丈な義母でも耐えがたかったのかもしれません。

　義母の重苦しい気持ちを少しでも軽くするには……。キーパーソンの私にできることは義母の症状を伝えることも大切ですが、まず義母の気持ちをよく聴いてから担当ナースに伝えてみることにしました。すぐにドクターとナースから義母に寄り添ったより丁寧な説明があり、義母の安堵した様子に、人と人をより繋げることは「聴くこと」から始まることに気が付きました。

　それからは「聴く」というキーワードをもとに、看病や家事・育児の合間に朝日カルチャーの通信講座「臨床実践の心理学」「アサーション」そして、ＮＨＫ学園通信講座「傾聴」等々どんどん挑戦しました。

　義母は肺がん術後１年で心筋梗塞を発症し緊急入院し、そのまま手術。そろそろ退院との話が出た矢先に腎不全になり、水分制限食事制限といつ退院できるのかも分からない中、「死にたい……」とつぶやくようになりました。

　「奈穂子さん、もう死にたい……」と言う義母に「どうして、そう思うの？」と聴いてみますと、「だって迷惑ばかりかけているし……それに」「それに、どうしたの？」と聴き返す私に、「ここが苦しい気がする」と自分の胸を指差しています。「ナースコールするね」と言いながら、私はボタンを押しました。

　幸い何かがあったわけではなかったのですが、義母の心の中の不安や苛立ちがこういう形で現れたのだと思います。「聴くこと」の重要

性が身に染みた印象的な出来事でした。

　2012年、長男が東北大学入学と同時に東日本大震災後の復興・地域活性化を目指した学都仙台コンソーシアム復興大学にも入学しました。津波工学者の今村文彦先生と被災地を回って防災について考え、がんばっている姿がNHK・Eテレ「東北初☆未来塾」で放映されたことが、私に外へ目を向ける勇気をくれました。

　翌月、中野ボランティアセンター主催スマイル福祉カレッジ「傾聴ボランティア講座〜被災された方に寄り添うために〜」に参加したのは言うまでもありません。この時の受講者で立ち上げた中野傾聴ボランティア「きくぞう」も5年目を迎え、今年度は助成金を得て「傾聴ボランティア養成講座」を開催、避難されている方々へ傾聴による心のケアをする仲間を増やすことができました。

　そして、この「きくぞう」で繋がったのが、誰でもない Life Bridge Japan 代表者との出会いでした。傾聴サークル・クローバーに誘っていただいたことで、私のボランティアとしての幅も広がって行きました。

　「いのちの架け橋チャリティーフォーラム」や「想いをつなぐアート展」での作品出品やお手伝いなどで、そこに集う多くの方々のそれぞれの様々な想いに触れ、私にしかできない私独自の活動は何だろう？と考えるようになりました。

　その答えが、4年前から“こころの東京革命協会チーフアドバイザー”として続けている「こころの東京塾」の早期の子育て支援事業の派遣先で出会ったお母さんの一言でした。

　「また会えた！」

「待ってくれている人がいる。繋がっている！さあ、聴かせて。そのままのあなたを。もちろん、何も話さなくてもいい。そのままのあなたでいいんだから……いつでも繋がっているんだから」

聴くことは心と心が繋がること。そして、繋がることで喜びと力が湧いてきます。

西田奈穂子さん……Life Bridge Japan（LBJ）の傾聴ボランティア育成講座1期生、傾聴サークル・クローバーの主要メンバーです。地域住民の傾聴ボランティア活動の他、ＬＢＪが団体登録している「こころの東京革命協会」のチーフアドバイザーとして活躍していました。現在は自分らしさを追及し続けながらNPプログラム・BPプログラムのファシリテーターとして子育て支援にも取り組んでいます。

最近の告知と自己決定至上主義に想う

絵野沢 伸

　私が子どもだった1960年代、がんの本人告知はタブーだった。患者家族やたまたま自分ががんであると知ってしまった人たちは、おしなべて告知に反対し、こんな心理的不幸を他の人に与えないで、と訴えていたように思う。まだがんが人々にあまり認知されてなく、いわば他人事で、告知の是非に真剣な議論がなされていなかったのかもしれない。なにしろ国を挙げて健康優良児コンテストを行ない、所得倍増、豊かな生活が家庭の主な関心事だった。

　その次の1970年代は、大阪万博、三島由紀夫やあさま山荘事件、石油ショック、日本赤軍への超法規的措置などが思い出され、どちらかと言うと動乱の時代だったように感じる。そんななか、がんはじわじわと忍び寄り、1981年に国民の三大死亡原因のトップになった。

　中曽根康弘首相が1984年に立ち上げた「対がん10カ年総合戦略」は、10年後にがんが克服されるかの期待を与えた。がん、恐れるに足らず、治る病気、早期発見、早期治療。実際には誰もが知るようにそんなたやすい敵ではなく、がん死は増え続けている。

　現在も国の対がん政策は10カ年戦略として継続、第四期目に入っている。これまでの研究

により、がん発症メカニズム、予防、治療法、治療薬など、様々な分野が進歩し、その結果、がん医療も大きく様変りした。

　がんという病気のとらえ方も変わった。それまで近代医学が闘ってきた病気、すなわち結核、感染症、外傷などは大まかに言って身体の外に原因がある。原因を除去して修復することで全快をめざせた。

　ところが、がんは、身体の防御機構の異常や衰えに起因する、いわば内なる病気という性格がわかってきた。もちろん喫煙、紫外線、放射線、やけど、ウィルスなど外的要因によるがんもあるが、これらは予防が可能で、現在のがん発生数増加にあまり関与していない。増加しているのは、原因がひとつふたつに特定できない、ある意味一般的ながん、胃がん、肺がん、膵臓がん、肝臓がんなどである。

　がん治療が進み始めてから、「告知」が当たり前になった。その背景として、がんは治る病気という認識の普及が大きいが、生命倫理学の発展も深く関わっている。

　生命倫理学は、20世紀初頭から中盤に欧米で行なわれた、極めて非人道的な実験的医学研究の検証として始まった（日本が関与した戦時中の「人体実験」は生命倫理学形成期の議論の俎上（そじょう）には上がっていない）。加えて、新薬開発の最終段階として必須となった「治験」（ちけん）の倫理性を確立するという、現代科学からの要請もあった。

　生命倫理学のひとつのランドマークが生命倫理四原則である。意訳になるが、1. 患者／被験者は自分になされる処置について自由意思のもとに自己決定する（意思表示ができない場合は保護対策をとる）、2. 患者／被験者に害を与

えない、3. 患者／被験者に最善の利益を与え
る、4. 弱者が不利にならないよう公正な選定
と配分を行なう、の四つである。

この第一に言う自己決定が、インフォームド・
コンセント、説明と同意である。現代の医療や
臨床試験（未確立で実験段階といえるが、妥当
な安全性と効果が見込める医療的行為。革新的
な手術や新薬治験など）の実施の根幹をなして
いる。

がん治療においても自己決定が基本であり、
そのためには自分の病気の状態を知る告知は避
けられない。ただし、実はいわゆる治療の場合
はさほど厳格ではなく、膵臓がんを患者に告げ
ずに手術や処置を行なうことも可能である。し
かし、近年発展した緩和ケアでは告知が絶対的
な前提となる。もちろん意識のない患者はこの
限りではないが、意識があると判断されれば、
形式的にせよ、告知が行なわれる。

緩和ケアは、終末期の患者の痛みを取るこ
と、ではない。がんと向き合う人（療養中の
人）の苦痛全般を取り除くことと位置づけられ
ている（国立がん研究センターホームページに
詳しい）。したがって、手術や抗がん剤治療と
両立できないわけではない（医療機関ごとに個
別ルールあり）。がんによる痛み、不安、息苦
しさの除去や、社会的なサポートを得る手助け
まで、がんと向き合う人に寄り添い助ける、前
向きなものである。

ある病院では、一旦緩和ケア患者として登録
されると、普段は自宅や介護施設で生活してい
ても、具合が悪くなった時にすぐに入院でき、
適切な医療が受けられる。時には血液透析や輸
血といった積極的な治療が行なわれることもあ
るという。そして、再び元の生活に戻ることも

ケアの視野に含まれている。点滴すら控え、穏やかに死を迎えさせるホスピスから一歩進んだ、懐の深い医療である。

このように緩和ケアはすぐれた理念と技術を誇る一医療分野であるが、問題は、入り口に構える「告知」だ。もちろん緩和ケアは特殊な治療行為ゆえ、患者の了解がないとトラブルが起きかねないという懸念はある。しかし、その患者が置かれている状況において、通常の治療行為と何の差があるのだろうか。がんを完全に取り去ることはできなくても、身体全体を診る緩和ケアは、立派な治療である。

それを敢えて、あなたはがんで積極的な治療はできない段階だけれど云々、といった説明を、例外なく行なうことに違和感を感じる。ことに、健康優良児を良しとし、告知はタブーとされた時代に知識基盤を形成した人たちを、現代の最新規範の枠にはめ込むことは「倫理的」なのだろうか。

緩和ケアに関して、国内外を通じての第一人者である森田達也氏は、著書『終末期の苦痛がなくならない時、何が選択できるのか？―苦痛緩和のための鎮静―』（2017 年）で「（自分の）母は悪い話を最後まで全く聞かずに明るく旅立った」と書いている。そういった風に、さらっと受け流してくれる（許容してくれる）感覚が全医療者に普及してほしいものである。

絵野沢 伸さん……国立成育医療研究センター研究所で、長期にわたり体外型バイオ人工肝臓開発、肝細胞移植の第一人者として基礎及び臨床研究を牽引してきました。さらには、移植臓器の再生及び保存の研究に携わっています。Life Bridge Japan 顧問。本書の編集をサポート。

私の心に残っている患者さん

池田寿昭

　私が、卒業した昭和53（1978）年ころは大学病院の中にもＩＣＵ (Intensive Care Unit) という組織もなければ、集中的に全身管理を行なえる部署もありませんでした。ただ、当時の自分の心の中には、「医者となるからには全身管理を行なえる医者になりたい」という気持ちは確実にありました。

　卒業後、麻酔科学教室に入局し、手術室での麻酔業務に専念していましたが、間もなく中央手術室の一角に４床からなるＣＣＣ（当時はＩＣＵではなく Critical Care Center と呼ばれる病棟）がつくられ、過大侵襲を伴った手術後患者（主に開心術後や食道がん術後など）や病棟では管理が困難と思われた患者が入室していました。そこで私の人生の中で忘れられない患者さんの治療を経験しました。

　ちなみに、今では当たり前の血液ガス分析装置も大学病院内では、手術室に１台しかなく、その使用も夜間の当直帯では麻酔科医師だけが測定できるシステムでした。しかも血液ガス分析を行なうこと自体、今の時代のような全自動システムではなく、マニュアル仕様で２回のキャリブレーションを行なうため、一検体の結果が出るまでに相当な時間がかかった記憶があります。

患者さんは、大学の新入生歓迎の登山合宿で、熱中症から横紋筋融解症を来し、多臓器不全に陥った状態で搬送されＣＣＣ入室となりました。私の記憶によれば、当時は、簡単な人工呼吸器と輸液、血管作動薬（塩酸ドパミン、塩酸ドブタミン、ノルアドレナリン）、抗生物質、ダントリウムくらいしかなく、今の高性能な人工呼吸器や抗ＤＩＣ治療薬、持続的血液浄化療法、厳密な低体温療法などが行なわれていれば救命の可能性はあったのかもしれません。が、残念ながら力不足で救命することができず苦い経験をしました。

　もう一例は、私が、麻酔科の研究室で動物実験をしている時期（医学部卒業後３年目）で、新宿の救急病院で当直をしていた時の経験です。新宿駅西口で1980年8月19日午後9時過ぎ、停車中のバスに火のついた新聞紙とガソリンが投げ込まれ、バスは一瞬にして猛火に包まれ、約30人の乗客のうち6名がお亡くなりになりました。重軽傷者は14名に及んだ新宿西口バス放火事件です——この事件はのちに書籍出版や映画化もされています。

　私が休憩室にいた時、突然、見知らぬ人が入ってきて、「新宿駅が爆発した‼　新宿駅が爆発した‼」と叫んで出て行きました。状況が十分に把握できませんでしたが、とっさに病棟の看護師2名と外来看護師1名に、病院中にある点滴台をすべて外来に集めるように指示し、同時に、外来処置室の机と椅子を端に寄せるようにしました。

　この頃から、救急車やパトカーのサイレンがけたたましく鳴り始めました。間もなく、最初の患者さんが救急車より早くタクシーで搬送さ

れてきました。タクシーの後部座席のドアを開けると、若い女性が崩れ落ちるように出てきて、洋服の焦げた匂いと体中から煙が発し、履いていたサンダルもすべて溶けた状態でした。

患者さんは、20歳代女性。全身熱傷（80％以上）。意識は昏睡状態で、全身熱傷のため血圧すら測定することもできず、心電図も測定不能でした。直ちに輸液ルートの確保を試みましたが、右第一趾と鼠蹊部の一部だけが火傷はなく、そこからかろうじて血管確保を行ない、輸液を2カ所のルートから全開で投与を行ないました。同時に、鎮痛、鎮静剤の筋肉内投与を行ないましたが、その後様々な不安が頭をよぎるようになりました。

すなわち、①輸液投与量は大丈夫（適正）か？（不明である）、②熱傷受傷後24時間で投与する総輸液量の計算式であるバクスターの公式は本当に役に立つのか？（その時は、計算する余裕すらなかった）、③肺水腫にならないか？（なったら気管挿管をすればよいくらいの気持ちであった）、④疼痛対策は十分か？（十分でなかったと思われる）、⑤酸塩基平衡はどうなっているのか？（不明である）など様々であった。

幸いこの当直病院には、血液ガス測定装置のデモ機がちょうど置いてあり、すぐにこれを使おうと考えました。そして、このことが、患者の"いのち"を救うことにつながったと思われます。この患者さんの血液は著しく酸性に傾いており、当時の知識では、重炭酸 Na（メイロン）投与を行ない pH の補正に努めるくらいしか思いつきませんでした。しかし、何度投与しても血液の酸性化（アシドーシス）の状態は続き、明け方になるまで重炭酸 Na の投与を行ない、最後は病院中のメイロンがなくなってしまい、大学病

院まで歩いて取りに行った記憶があります。

　この患者さんは、翌日、東京医科大学病院（形成外科）への転院となり、何回も皮膚移植術が行なわれ、腎不全や他の合併症を起こすことなく救命できました。

　ところで、この時の東京医科大学には、今のような立派な救命救急センターは存在していませんでした。このような経験から、私は集中治療による全身管理に興味を持つようになったのかもしれません。

　私が現在いる八王子医療センターも、1980年開院当初から三次救命救急センターや臓器移植センターとして、少ないスタッフで多くの仕事をこなして来ています。同時に、わが国で最も多くの臓器提供を行なっている施設です。

　2010年7月に改正臓器移植法が施行され、臓器提供数は増えてきていますが、諸外国と比べ、まだまだ改善していかなくてはならないシステムの問題があります。すなわち、ドナーコンディションを最高の状態に維持するための対策と家族の方からインフォームド・コンセントを得た後、移植手術までの時間の短縮を考えるべきではないかと思います。移植医療にかぎりませんが、大きなプロジェクトであればあるほど、多くのスタッフの協力は不可欠となります。

池田寿昭さん……東京医科大学八王子医療センター病院長。昭和55（1980）年の開設時より多摩地域を中心とした救急医療の発展に尽力。救急医療、移植医療、がん治療を柱に地域医療に貢献してきました。臓器移植法が施行される以前より、救急の現場における脳死の告知と心停止後の臓器提供のオプション（選択肢）提示を提唱し、数多くの腎臓提供を実現。献腎移植の礎を創られました。

VII いのちをつなぐということ

～移植医療の講義を受けた学生のレポートから～

2017（平成29）年12月に東京薬科大学薬学部の5年生を対象に、医療の最前線「臓器移植の歩みと未来への展望〜いのちについて考える〜」を講義する機会に恵まれた。海外に比べ著しくドナーが不足している日本は、助かるいのちを救うことができず、その問題解決の糸口さえ見つけられない。小児の渡航心臓移植に密着取材を行なった、第25回FNSドキュメンタリー大賞特別賞作品『もし、あなたの家族が…〜日本の移植医療に未来はあるのか〜』（テレビ新広島制作＊、2016年）も鑑賞。日本の未来を担う若者たちが、いのちと向き合い、臓器移植へ抱いた想いの一部を以下に紹介する。（窪田）

＊広島県廿日市市に住む菊地さん夫婦の娘・咲帆ちゃん（当時〈2012年〉2歳）は50万人に1人発症するという"拘束型心筋症"という重い心臓病を患っていた。また同じ頃、鹿児島県霧島市にも重い心臓病を患う水流添日向くん（当時6歳）と母親の二三代さんがいた。募金しアメリカに渡る菊地そして水流添一家。なぜ日本ではそうした子たちを救うことができないのか、ドナーとなったアメリカの家族は移植のため日本からやってきた患者家族にどんな思いでいるのかなど取材したVTR。

移植後進国から"いのち"のリレーができる未来へ
しょうご

「移植＝"いのち"のリレー」ということを思っていない日本人が多いのではないのか？「脳死―まだ生きている」という考えの人も多く、死を受け入れられない家族も多いのだろう。「移植」と「社会」について考えるべきポイントは色々あるのではないかと思う。イスタンブール宣言で臓器売買や移植ツーリズムを禁止しているが、現状では多くの人が死を待つだけになる。日本で移植医療を推進していくために必要なことは、移植施設の整備と人々の「脳死」に対する理解を広めることである。レシピエントに届けられる医療を目指し、"いのち"のリレーができる未来にしていきたい。

脳死になってからでは遅くないですか
りさ

私は自分自身が脳死になったら提供したい。でも、もし家族が脳死になってしまい、臓器提供の意思表示をしていた場合、私は提供に同意することができるか、自信がありません。脳死と判定され機械に繋げられている状態でも「生きている」と思いたいからです。とても難しい判断だと思います。日本は臓器提供者が少ないですが、これは、本人は提供しても良いと思っていても、家族が迷うことがあるためではないでしょうか。自分が直面しないかぎり移植のことを考える機会は少ないし、家族で話し合う時間も少ないと思います。脳死になってからでは本人の意思を確認できません。普段からきちんと家庭で話し合っておくのが大切だと思います。

臓器移植に対する関心が低すぎる日本
みさ

日本と外国の移植医療についての認知度の差は大きい。アメリカでは、臓器提供、つまりドナーになるのが当たり前というような考えを持っている方がほとんどのように見受けられる。アメリカの自動車運転免許センターで、免許証を交付する際にドナーに登録するかどうか必ず聞いていることを知り、日本ではありえない光景だと思った。自分は健康な体だから使えるならどんどん使ってほしいと言っている人もいた。しかし、自分が家族の臓器提供をするかしないかを決めなければいけない立場になった時に、とても冷静な判断ができるとは思えない。「亡くなりました。じゃあ他の人にあげます」。なんて簡単には口にできないと思った。日本では臓器移植に対する関心が低すぎるのが、今の問題点だと思う。

「生きること」「死ぬこと」を考えてこなかった私
みずき

臓器移植に対して、これまで漠然と抵抗を感じていた。自分が脳死になった時、まだ体も温かく心臓も動いている状態でまったく知らない誰かに臓器を提供するということ、また逆に全然知らない誰かの臓器をもらって生きていくことに抵抗と罪悪感すら感じていた。今日の講義で、臓器移植と生死の意義について学んだことで、いかに私は「生きる」ことや「死ぬ」ことに関して意識してこなかったかがわかった。多くの人が臓器移植に抵抗を覚えてしまうのは、私がそうであったように知識の不足によるのではないか。ドキュメンタリー中のインタビューにあった、自分が病気になったら臓器がほしいけれど、自分からはあげたくないという矛盾は、日本にとって大きな課題だと思う。

1人で4〜5人の生命、生活を救えると考えれば
ほなみ

日本では、移植ドナーとしての臓器提供時に限り「脳死＝死」と認め、そうでない場合は脳死を死としないという特異な制度がある。これにより、脳死になった後でも意識を取り戻す可能性があるのではと誤解され、ドナーとして臓器提供することを拒むことにつながっているのではないかと考えます。そういった誤解を正し、その人の身体があれば1人ならず4〜5人の生命、生活を救えることを伝えるのが医療従事者としてできることの一つだと思います。もし自分が臓器移植を必要とする立場なら？　困っていて救いを求めている人がいると知ったら？　自分にもできることがあると知ったら？　きっと多くの人が参加してくれるように思います。どのように興味を持ってもらい、聴いてもらうかはとても難しいと思います。しかし、医療に携わる者として少しでも伝えていきたいと思います。

「あげたくない」だけど「もらいたい」は矛盾
りか

ドナーの数が少ない日本では、たとえば腎臓移植まで何十年も待たなければならず、移植を受けられる人は全体の2パーセントでしかありません。臓器をあげたい、あげたくない、もらいたい、もらいたくないという四つの選択肢がある中で、多くの人は自分や家族が臓器を必要としている立場であれば、「もらいたい」の一択でしょうが、臓器を提供する立場になった時「あげたくない」という気持ちになるのはとても矛盾していると思います。この感覚のズレがドナー不足に直結しているのだと痛感しました。日本はもっと人々が移植について知る必要があります。脳死と聞いて、奇跡的に目を覚ますかもしれないと考えている人もいるように、そうではなく「脳死＝死」ということや、0歳から臓器提供ができることを小学校などから教育していくとよいと思います。

救えるはずの“いのち”を救える国に
びび

現在、小児の心臓の海外渡航移植が増えてきている印象があり、3億円もの費用を集めている間に、救えるはずのいのちが亡くなってしまうことは珍しくありません。
私は地元が広島なので、高校生の時に菊地咲帆ちゃんの渡航移植に関する報道をよく見ていました。その頃は「募金が集まればいいな」としか思っていなかったけれど、医療従事者となることを目指している現在は、「咲帆ちゃんのように、海外に行かないと生死に関わる、といった状況を変えるためにこれから何ができるのだろう?」と考えています。まずは保険証の裏の意思表示に署名することから始めようと思います。そして周りの人たちにも、意思表示で多くの人たちを救えるかもしれないことを少しずつ広めていければと考えています。健康にも心がけたいと思います。自分が死んだ時、健康であればこそ良い状態で誰かに臓器を使ってもらえるからです。

提供したい、提供したくないという
意思を持つことから始まる
ようこ

日本の臓器提供者の少なさは、臓器提供について知らないことに加え、死に対しての感情面、拒否感や直視したくないという理由が大きいのだと思います。臓器提供の意思表示は何度でも書き直すことができると知り、いつでも自分のその時の気持ちでどうしたいかを決めていいのだと思いました。死について考えることはあまり気が進むことではありません。ましてや自分の家族が死んだ時のことを考えるのはつらいです。しかし、このように学ぶ機会があれば、提供したい、提供したくないという意思を持つことができると思います。終活ノートに自分の死んだ後について記す人も増えていることをニュースで聞きました。少しずつ意識は変わっていくと思います。

移植医療の推進に何が必要か?
あや

私は、移植医療の推進に必要なのは情報だと思う。われわれ医療を学ぶ学生ですら臓器提供の意思表示をしている人は少なく、授業でもないかぎり考えない人もいるだろう。一般の人ならなおさらである。たまに、小さい子が移植で救われたドキュメンタリー番組をテレビでやっていたりするが、視聴者に考えさせる内容ではなく、感動を誘うといった作りで、移植医療の推進に効果的とは思えない。アメリカでは運転免許証の取得の際に、ドナー登録をするか聞かれるそうだが、それくらいでなければ移植医療の発展は難しいと思う。

グリーンリボンは移植医療のシンボル
かほ

日本は高い医療技術を持っていても、移植を必要とする患者を助けられない現状にあります。自分も臓器移植の歴史的背景への不信感があり、世界に出遅れたのにはそうしたことが関係していると思います。やはり良くないニュースのほうが印象に残りやすいということを感じました。日本でもドナー登録が当たり前になるために、まずは何か特典などをつけてみるのはどうかなと。人の考え方、意識を変革するのはとても難しいことと感じます。また、アウェアネス・リボンの緑色が移植医療への賛同を意味することも初めて知りました。

移植コーディネーターという橋渡し役の重要性
みやこ

臓器提供者や移植希望者に寄り添い、臓器移植の調整を行なう移植コーディネーターという職種を知りました。私はドナーや医療側の働きは知っていましたが、こういった橋渡し役の重要性を意識していなかったのでとてもためになりました。人の意思が大事にされる医療の中で、混乱する家族への中立的な立場からの説明や、医療側とドナー側、レシピエント側とのすれ違いや、冷静になれない部分を、移植コーディネーターが円滑に進ませていることを忘れないようにしたいです。

ドナーやドナー家族の思いを想像する
あやこ

現在、国内では心臓移植を待っている子どもに対して提供者がとても少なく、外国での治療を余儀なくされている状況も多いのかと思います。しかし、外国に渡るだけでも命がけですし、助かる保証はありません。子どもの臓器提供は、だいたいが家族の意思に委ねられ、自分の子の臓器をあげたくないと考える親がいたとしてもそれは至極当然のことに思えます。ビデオで、「提供したくないが、自分がもらう立場になったら断ることはしない。自分でもとても矛盾していると思う」との発言はとても印象的でした。臓器提供側の善意について、幸運だった、そういう人もいるんだ、で終わらせることなく、最大限の感謝を抱くべきだと思いました。

どちらも同じ助けたい"いのち"
こうき

もしも自分の子どもに臓器移植が必要となり、募金に頼らざるをえない場合、同じように街頭へ出て行くと思う。また、一刻も早く子どもに健康な臓器をあげたいと思い、海外での移植という選択肢を選ぶと思う。しかし、「助けたい」との気持ちが強いと「自分の子さえ助かれば、人の子のいのちはどうでもよい」と思うようなことになりはしないだろうか。臓器移植は、移植でしか助からない患者と、脳死になり回復が見込めない患者との間で行なわれる。患者に寄せる家族の「助けたい」との思いは一緒のはずである。いのちの重さについて考えることが必要なように思う。

失われた"いのち"を
別の人の"いのち"へつなぐ医療
あきら

私は運転免許証の裏に臓器提供の意思表示を行なっていますが、家族の提供の承諾となるとためらいます。しかし、日本中、もっと言えば世界中に病気によって苦しみ、いのちの危機にさらされている人が大勢います。私自身は、家族が希望しているのであればその意思を尊重したいと思います。移植は、失われた"いのち"を別の人の"いのち"へつなぐ意味ある医療です。死に臨みながら誰かのいのちを助ける、人生最後の貢献ではないかと思うようになりました。

初めて知ったグリーンリボンの活動
さき

私は、ドナーとして臓器を提供するのは、脳死だけが可能で心停止後は不可能と考えていました。しかし、臓器移植が可能な六つの臓器（肝臓、肺、腎臓、心臓、小腸、膵臓）の中で、心停止後でも膵臓と腎臓は可能であることを知りました。また家族間での生体移植は、腎臓、膵臓、肝臓、肺、小腸で可能であることも。まだまだ国民が臓器移植について知る機会が少ないと思います。他にも、東京タワーのイルミネーションをグリーンにして国民に臓器提供の意思表示について考えてもらう機会があること、臓器移植を受けた人やドナー家族による体験談を伝える活動などがあることも知りました。日本では小さい子どもたちが、国内での移植が間に合わず渡米するために億単位のお金が必要なことにも驚きました。今度、募金活動をしている姿を見かけたら、協力したいと考えるようになりました。

臓器移植以外の道も考えてみる……
しょういち

臓器移植について考えなくてはいけないと感じました。自分も意思表示をしなくてはならないと感じ、運転免許証の裏に臓器提供の意思表示を行ないました。世界的にみて日本は臓器移植の後進国と見なされていることを初めて知りました。国として臓器移植に関する環境整備や、啓発、臓器の提供や受け容れの意思表示の徹底を行なうべきであると思います。しかし、もし臓器移植に対して十分な認知がされている状態で数が伸びなかった時には、他国と比べることなく、自国の現状を認め、臓器移植以外の道を考え、その方向へ進んでいかなくてはいけないとも考えます。臓器移植はナイーブな話であるため、人に押し付けられることなく慎重に考えたい事柄です。

親子、きょうだい、夫婦間など 生体間移植が多い日本
はるか

日本は海外よりも移植についての意識が薄く、ドナー登録や自分の臓器を提供することに対してあまり肯定的でない。しかし、移植により幼い子どもなど様々な人を助けることができるのであれば、もっと積極的に行なうべきだと思う。日本には海外に負けない医療技術があるので、国をあげて臓器提供について呼びかけるべきだと思う。海外では臓器提供の意思表示をしている人がたくさんいて、移植についての意識の差を感じた。そういう私自身も臓器提供の意思表示を行なっていない。また、日本はドナーの数が少ないので生体間移植がほとんどであるが、これも本来の移植の姿ではなく、変わっていくべきだと思った。

家族の同意より本人の意思表示
ちほ

驚いたのは日本人が海外で移植手術を受けるために必要な費用の高さである。もともと移植手術にかかる費用はとても高額であると知っていたが、その内訳を知らなかった。日本には高い医療技術があるにもかかわらず、臓器移植で救える"いのち"が少ない。原因として、臓器提供の少なさが挙げられる。加えて、臓器提供に対する関心が低いこともある。臓器提供者の半数は本人の意思ではなく、家族などの同意によるものであるという。移植は「いのち」や「生き方」と向き合い、真心をつなぐ医療である。本人の意思がわからないのは問題なのではないだろうか。本人の意思に基づいて臓器提供ができる環境をつくるべきだと思う。

移植コーディネーターと連携し
臓器移植をサポートしたい
あつし

死についての意識が低く、臓器提供の話になると自分の考えが浮かばない。生と死について知り、考える機会を設けないと日本のドナーは増えない。一般の人が死について「関心がない」「考えていない」ということをなくす。その上で、臓器提供について話をしたほうがよい。いきなり臓器提供の話をされても頭の中は混乱する。自分の中で生と死が捉えられないと臓器提供への見方が固まらないと思う。臓器提供の必要性を具体的な数値や現状から知ると理解度が増し、家族と話す良い機会にもなる。薬局薬剤師は学校薬剤師と一緒になって健康をサポートする会を開催している。そこは生と死や臓器提供についていろいろな人たちと考える良い機会だと思う。薬局薬剤師と移植コーディネーターが連携して、少しでも臓器移植について考えてもらう機会を増やしたい。

臓器提供……非常に悩みます
れお

臓器移植についてまったく知識がないことを痛感しました。あまり知らなかった理由として、自分自身とはそれほど関係ないと思っていた点が一つ挙げられます。ＴＶの特集やＣＭで時々目にし、大抵は特別なものを見るようにして、自分に置き換えて考えたことはほとんどありませんでした。臓器移植がこれほどまでに進んでいないのはどうしてなのか？　自分のように、臓器提供のことを知っているようで、実はあまり知らない人が多くいるのではないか。臓器移植に賛同している人があまりいないのではないか、など色々なことを考えました。正直なところ、自分自身も人を救いたいという思いは当然ありますが、それでも臓器提供をするかとなると、非常に悩みます。

「意思表示の方法について知らない」「していない人」をなくすために
あみ

日本ではなぜこんなにもドナーの意思表示をしている人が少ないのだろうか。免許証の裏に記載されている臓器提供意思表示の欄を私は昨日まで知らなかったし、見たこともなかった。友人に聞いても知らないという声がほとんどであった。臓器提供の意思表示を「していない人」ではなく、「知らない人」が多い。これが日本の現実であると思う。メディア等で移植の美談を取り上げるばかりでなく、もっと社会的な啓発が必要なのではないだろうか。小中高大学などの教育機関で臓器移植の授業を積極的に設けたり、運転免許証の交付の際に裏面の記入を呼びかけたり、方法はいくらでもある。私たちは、将来医療に携わる職に就くはずである。私たちも積極的に家族や友人に知らせ、また自分も参加することで、一人でも多くの"いのち"が救われるのだと思う。

「きみはいのちをつなぐ」

きみはいのちをつなぐさ
どうぶつもとりもしょくぶ
つも虫もぜんぶいのち
をつなぐさ ぼくもいの
ちをつなぐ さららら

（作詩）

2017. 9. 1

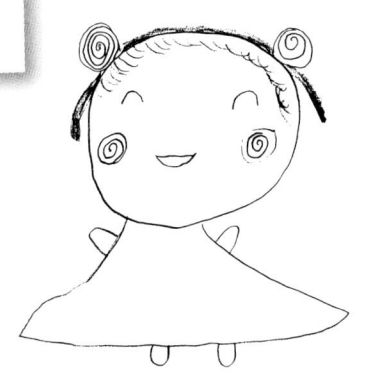

小原世佑・詩／荒波実希・描

　内閣府調査によれば移植医療のための臓器提供は国民の4割が賛同する一方、人口100万人当たりの臓器提供は、欧米はおろか、アジアでも最低レベル、さらに、家族内からの生体臓器提供に9割も依存します。わが国の、世界でもまれにみる特殊事情をグローバルスタンダードに引き上げたい、移植医療を一般の市民に知ってもらい、助かる"いのち"を確実に、そして臓器提供を誇れる社会にしたいと、診療のかたわら常々考えていました。

　そして、わたくしが手術させていただいた患者さん、そのご家族、学問領域で志を同じくする研究者、学生、移植医療を通じてお世話になった人たちとともに特定非営利活動法人 Life Bridge Japan を立ち上げました。この5年間、多くの人に出会い、支えていただきました。いのちの大切さを共に知ってもらおうと実践する多くの団体との交流を通じて、Life Bridge Japan も少しは成長したかなと感じています。

　この本の中に集まった心のつぶやきは、一見ばらばらの想いがつづられたようですが、移植医療を通じていのちの大切さを想う、ささやかな真実の声だと思います。少しずつ脳死の臓器提供は増えています。2017年7月には私の勤務する病院でも脳死下の臓器提供が行なわれ、六つの宝物が遠方の病院へ届けられました。

　Life Bridge Japan を創設した5年前の日、東京マラソンが行なわれていました。社会的側面を強く持つ移植医療において市民活動は重要です。そして、共に手を携える仲間を増やさなければなりません。この5周年を記念した出版事業を機に、Life Bridge Japan が次のステージに入ってくれればと思います。

2018年7月20日

特定非営利活動法人 Life Bridge Japan 顧問　松野直徒

私たちのあゆみと謝辞

設立の背景、主な活動

2018年、Life Bridge Japan はお蔭様で設立5周年を迎えることができました。「移植医療によって救えるいのちを増やし、助かるいのちを救える社会にしよう！」と、熱い志のもとに集まった仲間と共に、2013年1月31日に Life Bridge Japan を立ち上げました。設立の背景には、2008年にイスタンブールで開催され国際移植学会で採択されたイスタンブール宣言の存在が大きくあります（「生体ドナーの保護および移植ツーリズムの禁止」と、自国民のいのちは自国で救うことが決議された）。

本書の中で、4人の方が渡航移植の体験を語られていますが、皆さんイスタンブール宣言が出された2008年以前、今よりもっと国内で臓器移植の恩恵を受けることが難しかった時代のお話です。1人の尊いいのちをなんとか救いたいと、家族、医療従事者、患者支援団体が力を合わせ、必死になって、大切につないだいのちがたくさんありました。いつしか日本人は、国内のドナー不足を理由に渡航移植に依存するようになり、その結果、諸外国から批判を浴びることとなりました。さらに、移植ツーリズムを禁止するイスタンブール宣言によって、臓器移植でしか助けることのできない多くの患者は窮地に立たされました。国を挙げて臓器移植を推進するための改正臓器移植法も成立、施行されました。しかし予想外に臓器提供に対する社会的理解は進まないまま歳月が経過しました。そのため、私たち一人ひとりがいのちの架け橋となり、臓器移植への社会的関心を高める普及啓発活動をスタートさせました。

まずは、移植者らと市民とが自由にふれあい交流できる場を増やし、肩を並べて「いのちについて考える」ことから取り組むことにしました。設立直後からスタートした街中コミュニティサロン（東京都杉並区）は、移植に関わる人たちと地域住民がお茶をしながら健康について語り合ったり、最近では、12月にグリーンリボンを飾りつけた"りんごサンタ"づくりに取り組んでいます。

　二大イベントとして、音楽と芸術の交流も回を重ねています。移植者とそのご家族、会員や一般市民の参加による「想いをつなぐアート展」は、都内ギャラリーにて過去4回開催してきました。毎年、子どもから大人まで絵画や工芸、手芸などの作品展示会を開き、来場者にグリーンリボンクイズに挑戦してもらっています。絵手紙愛好家の参加者も多く、移植が必要な患者さんへ絵手紙でエールを送り続けてくれています。移植者やドナーファミリーを招いての座談会とゴスペルコンサートを楽しむ「いのちの架け橋チャリティーフォーラム」も皆で楽しく歌って臓器移植を学べると、好評を博しています。

　このような話ができる場所づくりと並び、話を聴ける人づくりにも取り組んでいます。大病を乗り越えた移植者の経験を活かし、傾聴ボランティアの育成講座と高齢者施設や医療機関での傾聴ボランティアの活動をサポート。移植者と市民が協働で地域の福祉を支えています。

　また、心停止下で臓器を提供してくださった方のご意思を尊重、活かし、安全に移植へと橋渡しができるよう、臓器保存・機能再生研究に参加する若手研究者の支援も行なっています。臓器保存の技術が向上することで、より多くのいのちを救うことができるのです。

　ここにご紹介した様々な活動を通して、大勢の方々とつながり、年齢も立場も違う人たちが共有・共感する想いは「いのちの大切さと思いやりの心」でした。

生きる心の支えとなることを心から願い

　Life Bridge Japan の設立から今日までの5年間、私たちの活動を温かく見守り続けてくださった皆々様、いつも応援ありがとうございます。本年、設立5周年を迎えた記念に、いのちの大切さと思いやりを社会に広げ、百年先に残る本を出版することが決まりました。5年間にわたる活動を通して、ご縁をいただいた方々のお力添えのもと、本書『きみは、いのちをつなぐさ』を出版することができました。エッセイあり、俳句あり、絵や詩なども数多く寄せられ、学生やOBの獣医師もペンを執ってくれました。

　どれもその人らしさがにじみでた、温かく深いメッセージが心に響きます。いのちの大切さについて考えることは、いつの時代でも、誰にとっても、共通する永遠のテーマではないでしょうか。この本を手に取ってくださった方々が、いのちと向き合い、時代を生きる心の支えとなることを心から願うと共に、やさしさと思いやりが人と人とをつなぎ、いのちをつなぎ合わせ、「共に生きる」新しい人生の選択肢があることを知っていただけたら心嬉しく思います。

　本の"かたち"にも私たちの願いが込められています。日本の社会は、権力や財力を持つ者が人を支配したり、誰もが自由に自分の意見を言い、行動することが憚（はばか）られるような縦社会が色濃く残っています。そんな今までの旧（ふる）き日本の風習にとらわれることなく、「いのちの大切さ」を想う純真な心が横へ横へとつながり広がっていきますように、あえて本書を横長にしました。

　いのちの大切さについて、考える機会をもってください。

　臓器提供の意思表示について、ご家族と話し合ってみてください。

　臓器提供の意思表示は、健康保険証や運転免許証などで行なえます。私たちは今、生き方と同時に死

に方の選択をも求められる新しい時代にいます。今回寄稿いただいた方々の想いにふれる度に、現代社会の中で自分らしく生きることの大切さを真に感慨深く思います。

　最後に、本書出版を前に永眠された会員や同志の方々に心から哀悼の意を表します。また、本書の製作にあたり、様々なご支援をいただいた皆々様に心から厚く御礼申し上げます。ありがとうございました。そして、出版の1年3カ月にわたる作業では、はる書房の佐久間章仁氏、エディマンの原島康晴氏、グラフィックデザイナーの伊勢功治氏による多大なるお力添えがありました。大変お世話になりました。多忙な勤務の合間に、何度もカバーデザインを考案してくれた立谷陽介理事、長い時間ともに編集作業を担ってくれた絵野沢伸会員、大量の執筆依頼を発送する際には山本美香子会員にも助けてもらいました。また、爆笑問題・太田光氏には帯に想いのこもったメッセージを寄せていただき、ありがとうございます。

　多くの方々のご協力なしには、本書の出版はありえませんでした。深く感謝申し上げます。

2018 年 7 月 30 日
特定非営利活動法人 Life Bridge Japan
理事長　窪田基予子

あなたの感想をお送りください

『きみは、いのちをつなぐさ』は、たくさんの方からご協力をいただき製作しました。

あなたの感想や、いのちの大切さと思いやりにまつわる体験談をお寄せください。苦しみも幸せも分かちあい、互いに生きる力へ変えていきませんか。

『きみは、いのちをつなぐさ』感想の送り先は下記アドレスまで。

QR コードもご利用いただけます。

http://lifebridge-j.org/index.html/review/

きみは、いのちをつなぐさ

2018 年 9 月 10 日　初版第 1 刷発行

特定非営利活動法人 Life Bridge Japan
（ライフ ブリッジ ジャパン）

Life Bridge Japan は、死後の臓器提供による移植医
療を推進し、救えるいのちを増やすために活動してい
ます。移植者やドナー家族と市民とのふれあいの場を
創出し、移植や臓器提供が身近な問題であることを
知っていただき、いのちについて考えることの大切さ
を伝えています。より多くのいのちを救える社会づくり
に取り組んでいるNPO法人です。

〒 166-0004 東京都杉並区阿佐谷南 3-51- 5 -602
TEL/FAX: 03-5335-7853
email: info@lifebridge-j.org
URL: www.lifebridge-j.org/

編　者　特定非営利活動法人 Life Bridge Japan（ライフ ブリッジ ジャパン）
発行所　株式会社はる書房
　　　　〒 101-0051 東京都千代田区神田神保町 1-44 駿河台ビル
　　　　電話・03-3293-8549　FAX・03-3293-8558
　　　　http://www.harushobo.jp
　　　　郵便振替 00110-6-33327

組　版　エディマン（原島康晴）
挿　画　立谷陽介
装　幀　伊勢工房（伊勢功治）
印刷・製本　中央精版印刷
©Life Bridge Japan, Printed in Japan 2018
ISBN978-4-89984-175-3

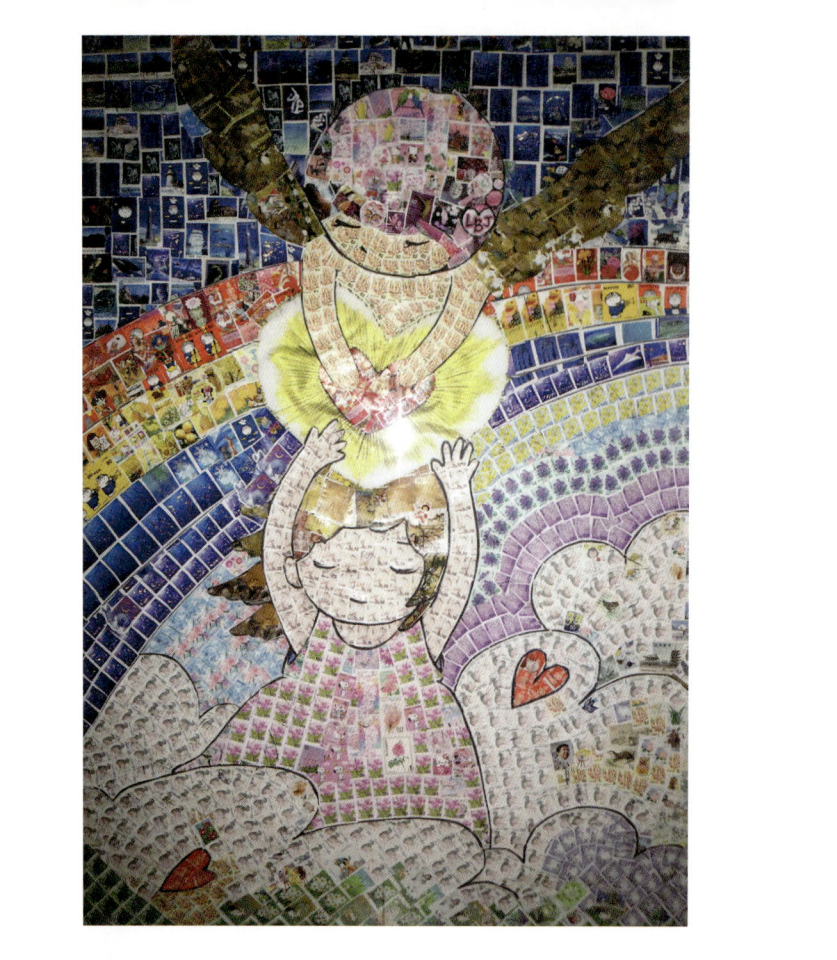